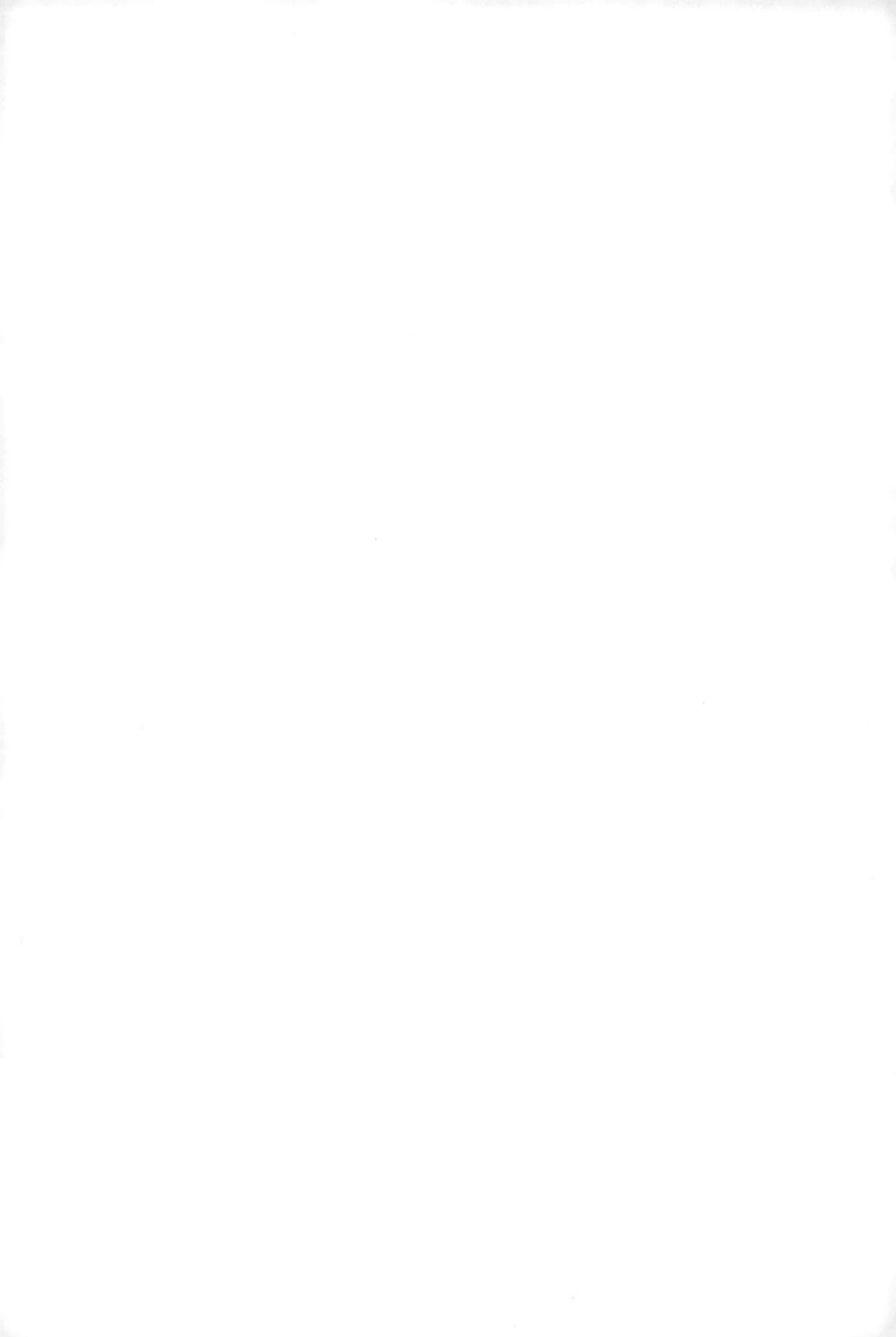

超健康
茶飲,對症喝
喝出健康好氣色

營養治療師 張曄◎編著

晨星出版

前言

提起茶，大多數人會想起碧螺春、祁門紅茶、鐵觀音、茉莉花茶……其實，茶的世界不只有綠茶、紅茶、烏龍茶等傳統茶，芬芳的花草茶、健康的五穀蔬果茶等都是養生佳飲。不同茶飲食材，只要科學配伍，就有可能泡出功效各異，適合不同人群和不同季節飲用的茶。

茶飲養生不受時間、場地的限制。如果你是忙碌的上班族，可以在辦公室沖泡；如果你經常出差或者是個旅遊愛好者，可以將食材按照配方製成小茶包隨身攜帶，隨泡隨飲。

本書介紹了140多道茶飲配方及其泡飲方法，除了傳統茶、花草茶、藥草茶、五穀蔬果茶、涼茶，還有特色下午茶和待客茶，泡茶材料基本可在超市、茶葉店、中藥店和網路購得[1]。

全書按照養生、祛病、保健來劃分章節，有針對不同體質的，也有針對日常保健和不適病痛的，還有專為女性推薦的茶飲。書中茶飲圖均以實際材料配方稱重所得[2]沖泡後，所拍攝的成品圖。

希望這140多道茶療配方，能為你的健康加分。

注：[1]書中材料，均為乾品，除非有特別註明。
　　[2]書中分量，除非有特別註明，否則均為1人份。

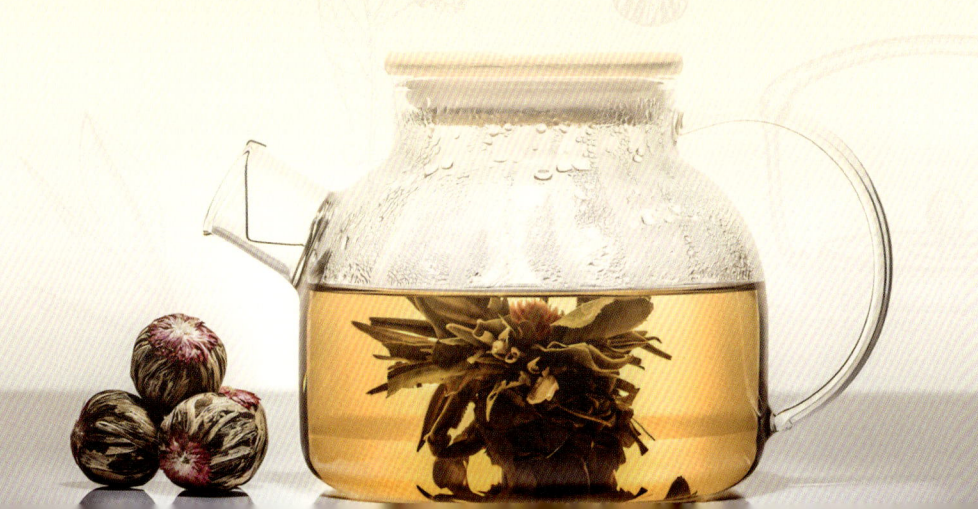

目錄

茶飲茶療家中學　　10
養生茶飲的種類　　10
各類茶飲的選購及保存　　13
輕鬆製作便利小茶包　　15
茶飲的沖泡方法　　17
茶飲常見輔料　　20
飲茶禁忌　　21
根據體質挑選適合自己的茶飲　　22

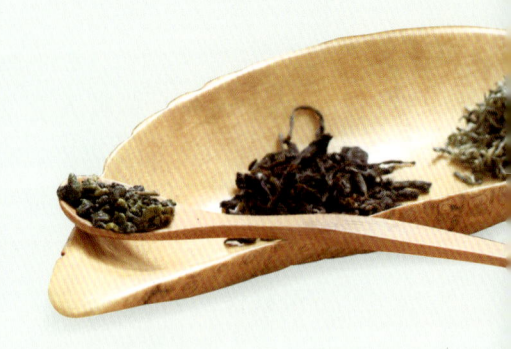

Part 1 特色簡易茶飲
一學就會

單方獨味　　24
君山銀針茶 / 清心提神　　24
凍頂烏龍茶 / 解膩消脂　　25
菊花茶 / 清肝明目　　26
玫瑰花茶 / 行氣活血　　26
膨大海茶 / 利咽潤喉　　27
苦丁茶 / 清熱除煩，降血脂　　27
代代花茶 / 疏肝和胃，理氣解鬱　　28
大麥茶 / 助消化　　28

複方茶飲　　29
牛奶祁門紅茶 / 驅寒暖胃，滋補安神　　29
蘋果雪梨茶 / 清肺熱　　30
百合金銀花茶 / 清心去火，潤肺解暑　　32
黃耆人蔘茶 / 補陽安神　　32

時尚待客下午茶　　33
布丁花果茶 / 提神醒腦，抗氧化　　33
山楂銀耳開胃茶 / 健脾，助消化　　34
柳橙檸檬茶 / 改善便秘，減脂瘦身　　35
玫瑰奶茶 / 美容養顏，消除疲勞　　36

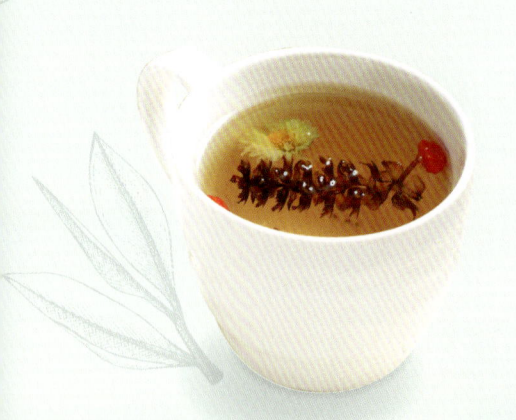

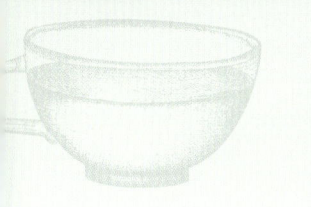

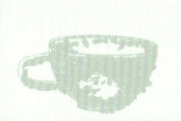

Part 2 不同體質調理茶飲
辨清體質喝對茶

平和體質　38
番茄清涼茶 / 清熱解暑，美白肌膚　38
奇異果薄荷茶 / 健胃消食　39
靈芝茶 / 補氣安神，提高免疫力　39

氣虛體質　40
黃耆洋蔘茶 / 補氣安神　40
菊花人蔘茶 / 益氣補腎，改善睡眠　41
蔘花補氣茶 / 補氣、活血、強身　41

陽虛體質　42
生薑桂圓茶 / 增加熱量，補充陽氣　42
白芍薑棗茶 / 補氣血，祛瘀散寒　43
杜仲茶 / 溫腎助陽，調理遺尿、尿頻　43

陰虛體質　44
玉竹桑葚茶 / 滋陰養血，益氣安神　44
熟地麥冬飲 / 清熱養陰　45
西洋蔘蓮子茶 / 補氣養陰，清熱生津　45
金銀玫瑰茶 / 滋陰理氣，清熱解毒　46

痰濕體質　48
冬瓜祛濕茶 / 祛濕、利水、消腫　48
陳皮黨蔘麥芽茶 / 健脾祛濕，調理腸胃　49
祛濕化痰茶 / 祛濕利水　49

濕熱體質　50
祛濕減肥茶 / 利濕、減肥　50

菊花陳皮烏梅茶 / 理氣，清肝火　51
苦丁梔子紅巧梅茶 / 清熱瀉火　51

血瘀體質　52
山楂三七茶 / 散瘀止血，調理腸胃　52
丹蔘茶 / 活血調經　53
當歸黃耆茶 / 活血化瘀，養氣血　53

氣鬱體質　54
玫瑰金盞菊花茶 / 理氣解鬱　54
陳皮甘草茶 / 健脾胃，助消化　55
山楂茶 / 活血化瘀　55

特稟體質　56
紫蘇菊花茶 / 消炎鎮痛，抗過敏　56
黃耆桂花茶 / 緩解過敏反應　57
甘草蒲公英茶 / 消炎抗菌　57
其他適合九大體質調理的茶飲範例　58

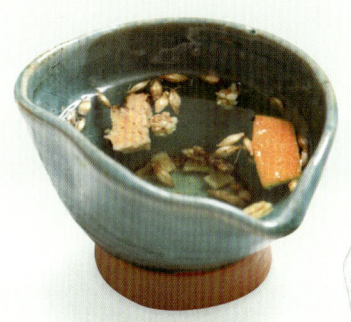

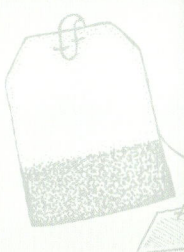

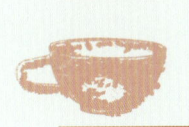

Part 3 日常保健茶飲
小茶方大健康

養心 60
- 桂圓蓮子飲 / 補心脾‧養氣血　60
- 枸杞百合養心茶 / 補虛安神‧清熱養陰　61
- 蓮子清心茶 / 清熱去火‧除煩安神　61

護肝 62
- 杞菊烏龍養肝茶 / 清肝火‧明目潤肺　62
- 黨蔘枸杞茶 / 補肝‧益氣血　63
- 三花行氣茶 / 疏肝行氣‧降脂減肥　63

潤肺 64
- 百合枇杷葉茶 / 化痰止咳　64
- 冰糖梨水 / 清肺潤燥　65
- 甘草天冬茶 / 祛痰止咳‧養陰潤肺　65

養血 66
- 紅棗玫瑰花茶 / 補氣養血　66
- 紅棗紅茶 / 養血安神　67
- 紅豆養血茶 / 補氣養血　67

健脾胃 68
- 茉莉桂花健胃茶 / 暖胃健脾　68
- 太子蔘烏梅茶 / 健脾胃　69
- 山楂大麥茶 / 健脾胃‧消脂減肥　69

去火 70
- 桑菊綠茶飲 / 清肝‧去肺火　70
- 蓮子心甘草茶 / 去心火‧緩解口舌生瘡　71
- 金蓮桂花去火茶 / 降火‧潤肺化痰　71
- 菊槐茉莉清火茶 / 清內火　72

增強抵抗力 74
- 桃花木蝴蝶茶 / 通經絡‧調節免疫力　74
- 西洋蔘茶 / 補氣安神‧調節免疫力　75

舒壓解鬱 76
- 玫瑰合歡茶 / 理氣解鬱　76
- 薰衣草丁香茶 / 舒緩壓力‧安撫情緒　77
- 迷迭香玫瑰茶 / 行氣解鬱‧安神止痛　77

保護眼睛 78
- 菊花枸杞茶 / 清肝火‧養陰明目　78
- 五味子綠茶 / 護眼明目　79
- 桑葚菊花茶 / 緩解夜盲症　79

解酒醉 80
- 桂花烏梅醒酒茶 / 醒酒‧促進肝臟解酒　80
- 葛根茶 / 生肌解痙‧促進酒精代謝　81
- 蜂蜜檸檬薑茶 / 加速酒精代謝　81

緩解疲勞 82
- 枸杞桂圓茶 / 安神養心‧消除疲勞　82
- 蓮子紅棗茶 / 安神‧補氣血　83
- 茉莉玫瑰菩提茶 / 安神　83
- 其他日常保健茶飲範例　84

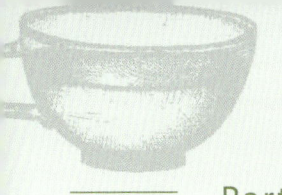

Part 4 對症調理茶飲
無病一身輕

高血壓 86
金盞花苦丁茶 / 輔助調理高血壓　86
決明子荷葉茶 / 緩解肝火亢盛型高血壓　87
菊花山楂羅布麻茶包 / 清火・降壓　87

血脂異常 88
普洱菊花茶 / 降血脂　88
絞股藍苦瓜茶 / 調節血脂　89
桑葉山楂降脂茶 / 降血脂　89

糖尿病 90
黃耆山藥茶 / 輔助調理糖尿病　90
甜菊葉茶 / 穩定血糖　91
枸杞麥冬茶 / 滋陰・控糖　91

感冒 92
連翹金銀花茶 / 對抗風熱感冒　92
板藍根防感冒茶 / 預防調理流感　93
黨蔘紫蘇茶 / 對抗氣虛感冒　93
生薑紅糖茶 / 對抗風寒感冒　94

咳嗽 96
杏仁止咳茶 / 緩解夜嗽不止　96
款冬花止咳茶 / 輔助調理肺寒引起的咳嗽　97
千日紅茶 / 祛燥化痰　97

咽炎 98
羅漢果烏梅茶 / 緩解咽喉腫痛　98
決明子木蝴蝶茶 / 清肺熱・利咽清嗓　99
膨大海菊花麥冬茶包 / 清咽潤喉　99

便秘 100
桃花蜜茶 / 緩解燥熱便秘　100
杏仁潤腸茶 / 潤腸燥　101
蘋果綠茶 / 緩解輕度便秘　101

腹瀉 102
紫蘇甘菊茶 / 消炎止瀉　102
石榴皮茶 / 止瀉驅蟲　103
烏梅芡實茶 / 補脾止瀉　103
魚腥草山楂茶 / 健脾止瀉　104

消化不良 106
洛神果茶 / 輔助調理消化不良　106
檸檬草茶 / 解膩・促消化　107
月桂茶 / 開胃・助消化　107

失眠 108
酸棗仁茶 / 安神靜心　108
百合花茶 / 改善睡眠　109
勿忘我薰衣草茶 / 調節神經・改善睡眠　109
菩提甘菊茶 / 緩解緊張情緒・改善睡眠　110
其他常見病症保健茶飲範例　112

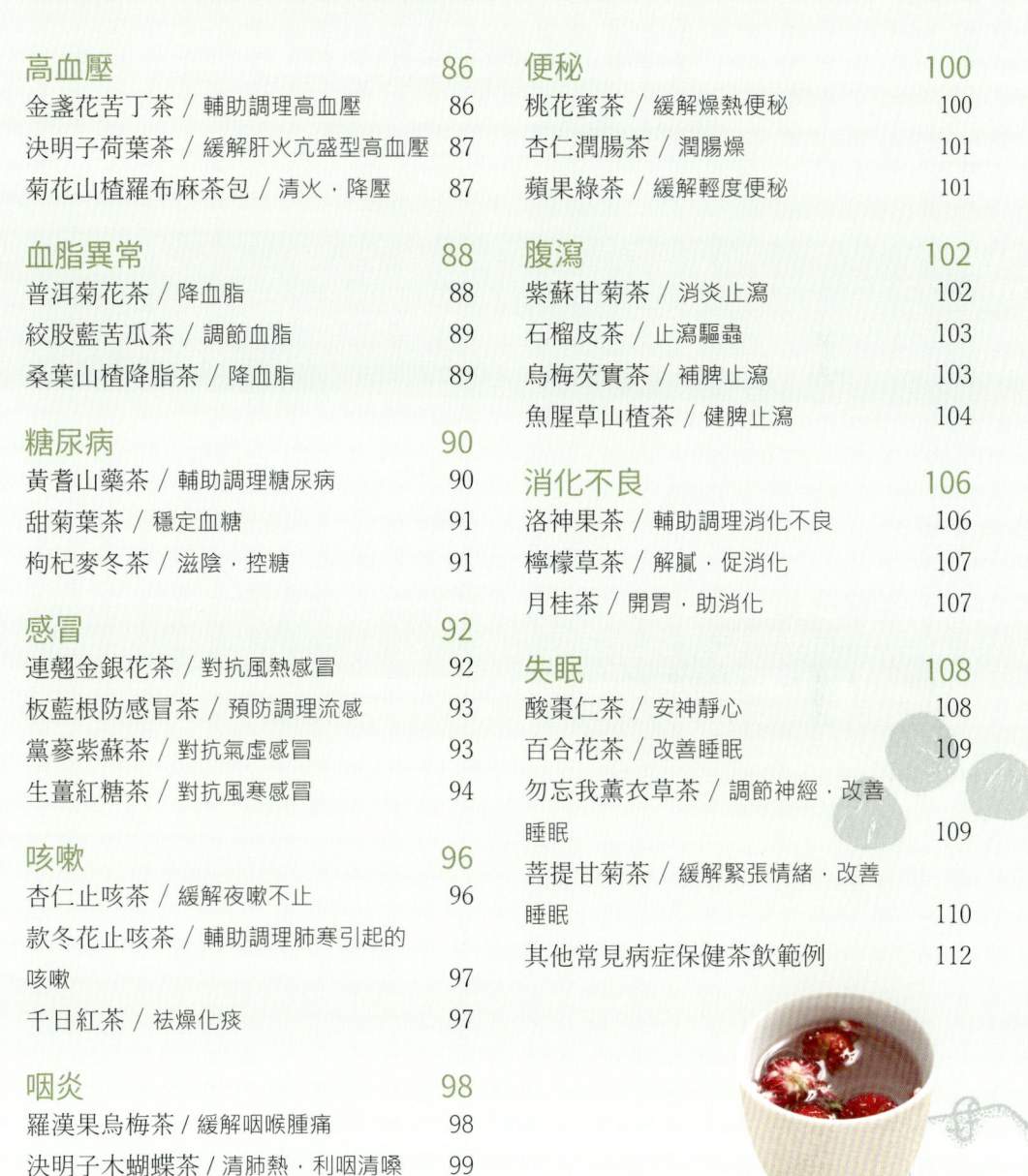

Part 5 女性專屬茶飲
喝出好氣色

美膚養顏 ... 114
勿忘我玫瑰茶 / 消炎‧美白 ... 114
月季花茶 / 活血潤膚 ... 115
羅蘭美膚茶 / 潤膚‧防乾燥 ... 115
桃花百合檸檬茶 / 祛斑美白‧延緩衰老 ... 116
洋甘菊養顏茶 / 鎮靜淡斑 ... 118
紅巧梅玫瑰美膚茶 / 美白肌膚 ... 119

瘦身纖體 ... 120
代代花瘦身茶 / 減脂‧通便 ... 120
決明子山楂減肥茶 / 減脂排毒 ... 121
馬鞭草瘦腿茶 / 利水消腫 ... 121
花葉減肥茶 / 減脂瘦身 ... 122
烏龍金銀花減肥茶 / 消脂瘦身 ... 124

調理女性病 ... 126
當歸白芍茶 / 輔助調理月經不調 ... 126
益母草生薑茶 / 祛瘀止痛 ... 127
白芍薑糖茶 / 緩解痛經 ... 127
益母玫瑰茶 / 活血調經 ... 128
冬瓜子茶 / 緩解濕熱型白帶增多 ... 129
其他適合女性飲用的保健茶飲範例 ... 130

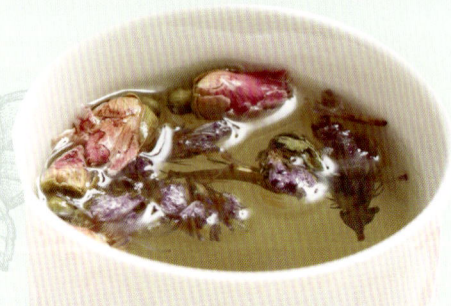

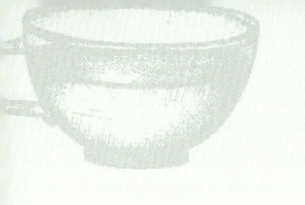

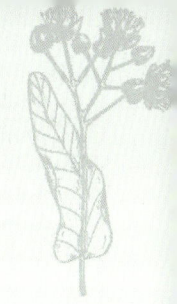

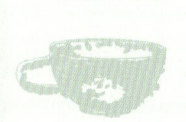

Part 6 四季茶飲
順時養生促健康

春季溫補養陽   132
- 金銀茉莉茶 / 利咽・防感冒   132
- 檸檬薰衣草茶 / 提神醒腦・緩解春困   133
- 茉莉花茶 / 鎮靜解壓   133

夏季防暑涼茶   134
- 酸梅湯 / 消暑止渴・解膩消食   134
- 荷葉除濕茶 / 改善便秘・減脂瘦身・利濕   135
- 金銀花清熱祛濕茶 / 清熱解毒・祛濕   135
- 羅漢果薄荷涼茶 / 清熱利咽・止咳護嗓   136
- 胡蘿蔔馬蹄涼茶 / 解暑熱煩渴・消食除積   137

秋季滋陰潤燥   138
- 杏仁桂花茶 / 祛燥潤肺   138
- 雪梨百合冰糖飲 / 潤肺止咳・安神除煩   139
- 鐵觀音茶 / 生津潤喉   139
- 蜂蜜柚子茶 / 潤燥化痰・健胃   140

冬季防寒祛寒   142
- 紫蘇甜薑茶 / 驅寒暖身・健胃補血   142
- 黃耆紅棗茶 / 健脾益氣・調理氣血兩虛   143
- 大紅袍茶 / 健胃消食解膩   143
- 其他適合不同季節飲用的健康茶飲範例   144

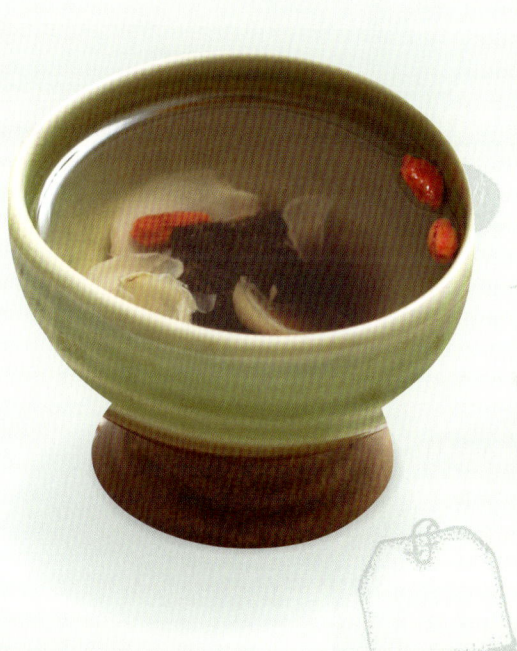

附錄
茶飲常用食材圖鑑   145
- 藥草茶   142
- 花草茶   143
- 傳統茶   143
- 五穀蔬果茶   143

茶飲茶療家中學

養生茶飲的種類

茶飲的品種十分豐富,從養生保健的角度,中國的養生茶飲分為傳統茶類、花草茶、藥草茶、五穀蔬果茶等,每種茶飲具有各自特點和養生功效。

傳統茶類

我國是茶的故鄉,茶樹品種繁多,製茶工藝不斷發展,形成了豐富多彩的種類,基本分為綠茶、紅茶、烏龍茶、黑茶、黃茶、白茶六大基本茶類和再加工花茶。

中國茶類	基本茶類	綠茶	西湖龍井、碧螺春、黃山毛峰、蒙頂甘露……
		紅茶	祁門紅茶、滇紅、正山小種、紅碎茶……
		烏龍茶	鐵觀音、阿里山烏龍、凍頂烏龍、鳳凰單叢……
		黑茶	安化黑茶、六堡茶……
		黃茶	君山銀針、霍山黃芽、蒙頂黃芽……
		白茶	白毫銀針、白牡丹……
	再加工茶類	花茶	茉莉花茶……

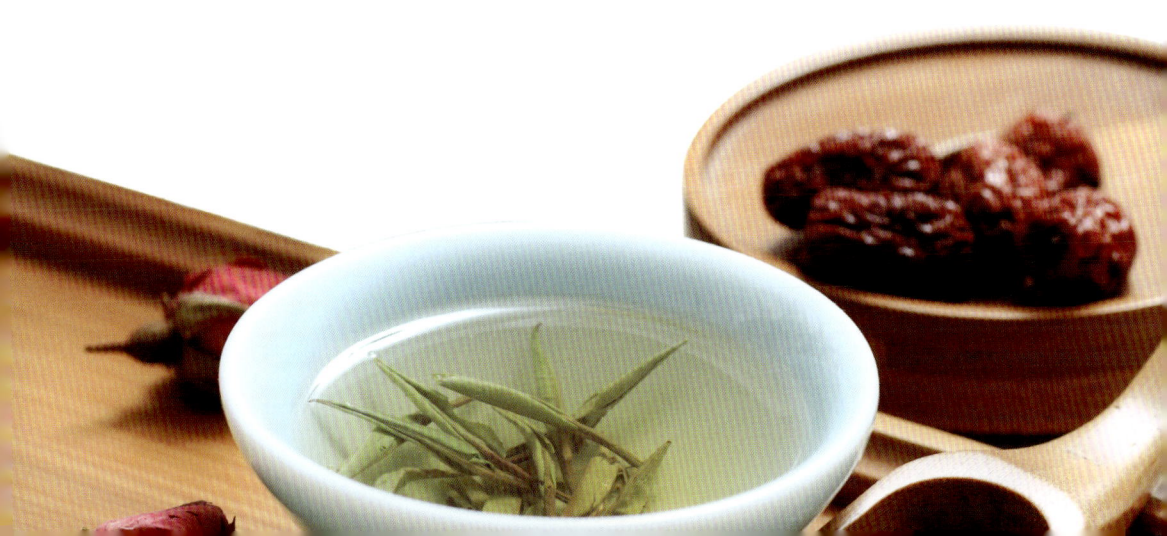

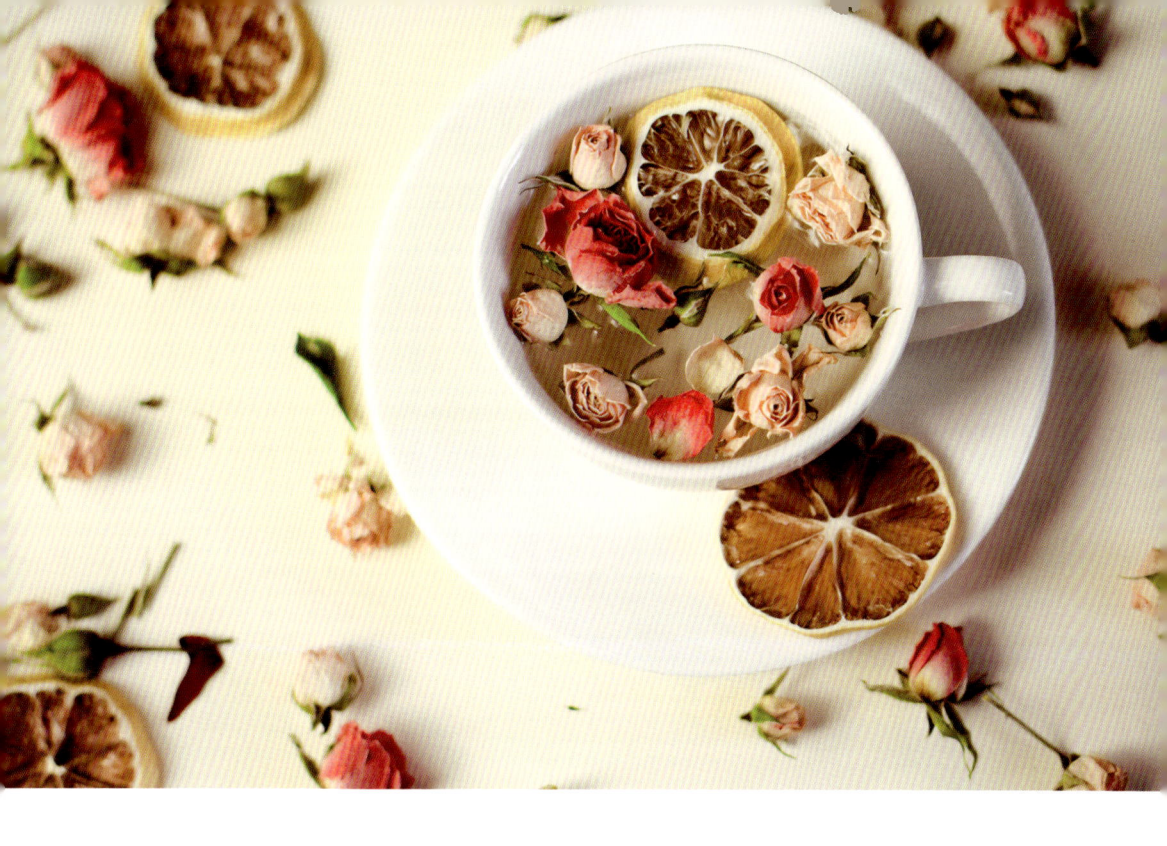

花草茶

　　近年來，花草茶備受女性的青睞，自古就有「女人飲花」「花養女人」的說法。花草茶最初從歐洲傳過來，它並不是用茶屬植物沖泡，而是用植物的花朵或根、莖、葉等部位加水煎煮或沖泡而得的飲料。花草茶是一種天然飲品，含有豐富的維生素，不含咖啡因，具有一定的美容護膚功效。不僅如此，飲用花草茶還可怡情養性，讓人享受一種優雅浪漫的休閒情調，因此它通常以下午茶的方式流行。

常見食材：玫瑰花、茉莉花、洛神花、桂花、菊花、薰衣草、洋甘菊等。
養生功效：護膚美容、舒緩壓力、緩解疲勞、改善睡眠品質等。

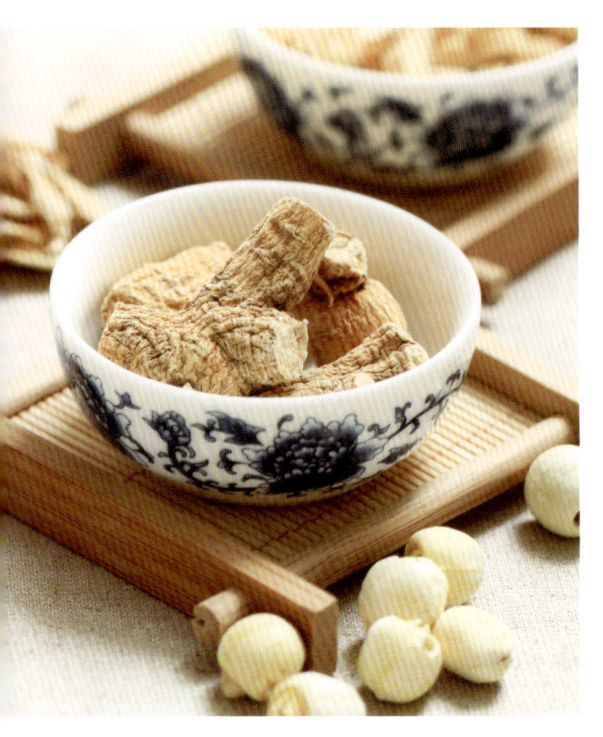

藥草茶

藥草茶是以中草藥沖泡或煎煮而來的茶，材料主要是草本植物的莖和葉。藥草茶多是幾種中藥搭配而成，配伍方法有很多，可以根據不同的身體狀況和藥性靈活配製。

常見食材：杜仲、黃耆、當歸、西洋蔘、枸杞子、五味子、決明子等。

養生功效：散寒解表、清熱瀉火、利水化濕、理氣、消食、活血化瘀、止咳平喘、養心安神等。

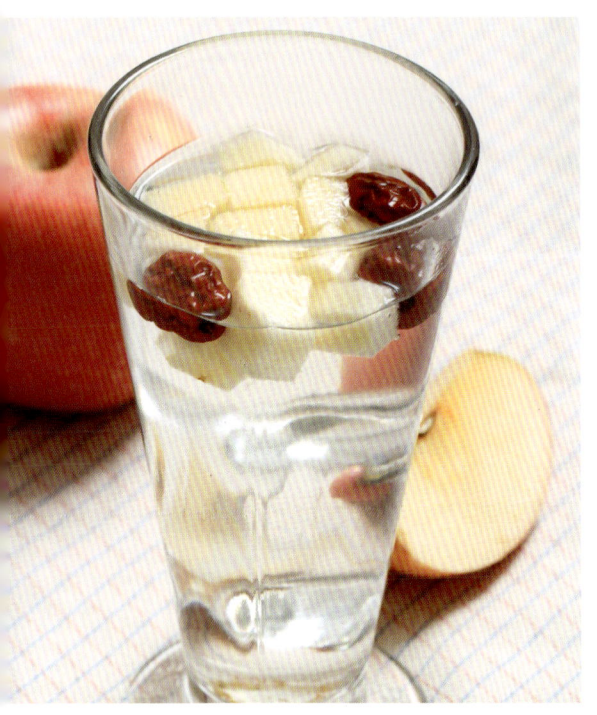

五穀蔬果茶

日常飲食中的五穀雜糧及蔬菜、水果、堅果等也可以加入茶飲中，調配成獨具風味和養生功效的五穀蔬果茶。這些食材既易買易得，又天然養生，還能調節口感。

常見食材：綠豆、杏仁、紅棗、核桃、檸檬、柳橙、鳳梨、蘋果、黃瓜等。

養生功效：增強免疫力、開胃、解鬱等。

各類茶飲的選購及保存

找到了好的茶飲配方，下面開始進行原材料選購吧！不要小看了選購環節，原材料的品質好壞會直接影響茶飲的調養功效。以下針對傳統茶類、花草茶以及藥草茶分別簡述其選購時的注意事項。

傳統茶類選購

我國是茶的故鄉，茶樹品種繁多，製茶工藝歷史悠久且不斷發展，形成了豐富多彩的茶類，通常分為綠茶、紅茶、烏龍茶、黑茶、黃茶、白茶六大基本茶類和再加工花茶。

綠茶	以色澤呈嫩綠或翠綠色，帶有光澤、乾燥、芽葉完整、色澤均勻、香氣純正、無異味、淨度好的為佳
紅茶	以無黴變，沒有異味，有光澤，乾茶外形整體均勻，沖泡的茶湯紅濃、花果香氣濃厚、入口甘醇的為佳
烏龍茶	條索緊結或捲曲呈半球狀，色澤為墨綠或青綠色，沖泡的茶湯為金黃色並帶有濃厚香醇氣味的為佳
黑茶	以乾茶沒有不自然異味，沖泡的茶湯紅濃、色如琥珀、入口醇和柔滑的為佳
黃茶	以芽葉細嫩、茶毫明顯，香味鮮醇的為佳
白茶	以毫色銀白、芽頭肥壯，沖泡後湯色淺淡、入口滋味鮮醇的為佳
花茶	以茶葉原料嫩度好、芽毫顯露，有相應花香濃郁的為佳

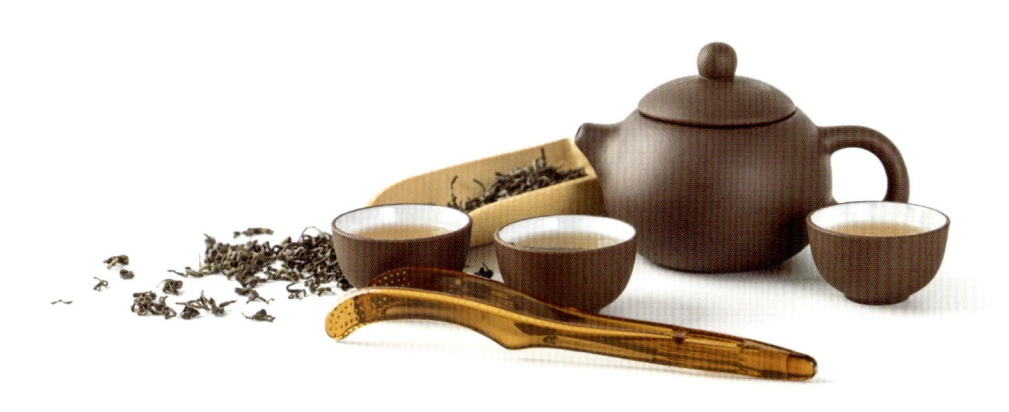

花草茶選購

看外觀：以色澤自然、形體飽滿、乾燥、無雜質者為佳。

聞氣味：以自然的香氣為佳。如果覺得花草茶味道不自然或不對，就不要購買。

注意保質期：注意花草茶的生產日期，一般花草茶的保存及飲用期限以3個月內為佳，不宜超過8個月。

試喝：在一些茶葉店購買花草茶的時候可以試喝，品嘗是否具有該種花草茶應有的口感。試喝時最好不要加入蜂蜜等調味，以免喝不出花草茶的本味。

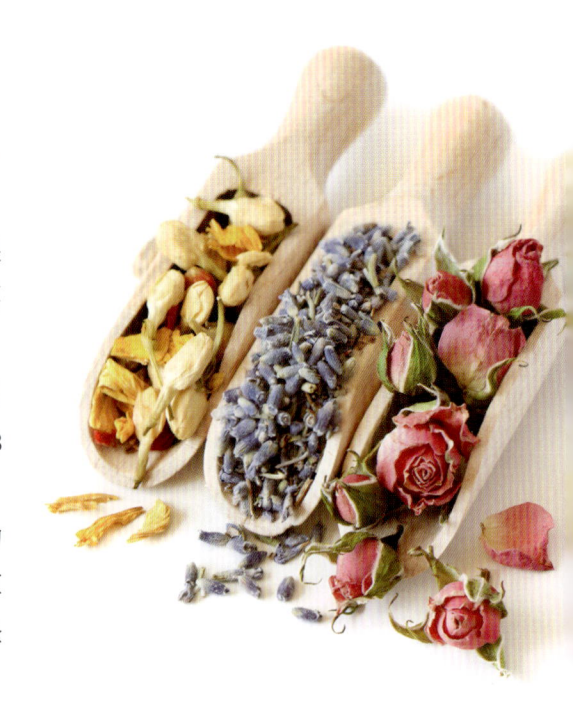

藥草茶選購

藥草茶一定要到正規中藥行購買。藥草茶種類較多，有的是植物的根、莖，有的是葉、果。一些常見的藥材，比如決明子、麥冬、當歸等，購買時應挑選乾燥、乾淨、碎屑少的。另外，藥草茶的飲用方法有泡服、煎服等，購買時可以告訴中藥行老闆自己想服用的方式，以便他推薦相應製法的藥材。

茶飲材料的保存

無論是傳統茶類、花草茶，還是藥草茶，保存時一般要遵循以下原則。

密封保存：茶飲材料密封保存，保證其不受潮、不串味、不生蟲。可以選擇乾燥、無異味、密封性好的瓷罐或玻璃罐保存。

避免混放：每種茶飲材料都有自己獨特的香味，放在一起會相互串味，因此不要混合放在一起。

按購買日期存放：同種類材料但購買日期不同的茶飲食材，最好分別存放，以免新陳混雜，影響氣味和口感。

放在陰涼處：茶飲材料存放地點最好避光、乾燥、通風。

一般茶飲材料都會有保質期，無論多麼好的保存條件，時間長了材料的風味都會受損失。因此，最好在買回後3個月內享用。

輕鬆製作便利小茶包

為了方便攜帶，可以將各種茶飲材料做成茶包，這樣在飲用的時候，只需把茶包放進杯子裡，倒入開水就行了。尤其是一些較細碎的材料，製作成茶包就免去了過濾的麻煩，避免把渣滓喝到嘴裡，並且取用方便，即使外出旅行也可以隨身攜帶。而對於較大塊的材料，經過簡單的搗碎、剪碎等處理，也可以裝進茶包。自製茶包很簡單，並且可以一次性調配出多種不同的配方，按需取用。

製作茶包的小工具

茶包袋：用來裝花草或茶葉，在中藥行、超市和網路都可以買到。有的是直接折口的，有的是抽線的，根據容量不同，分為大、中、小號。

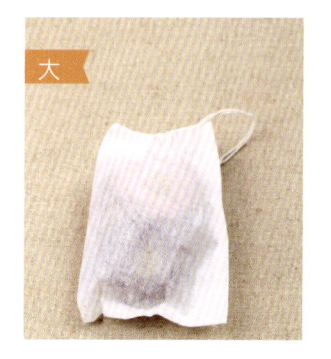

大
尺寸：85毫米×125毫米
克重：可裝12~20克

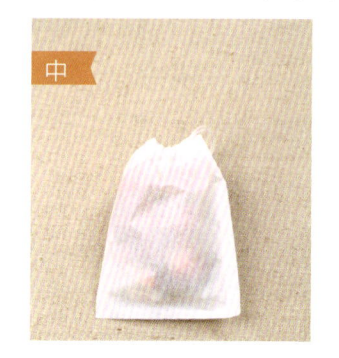

中
尺寸：62毫米×98毫米
克重：可裝7~8克

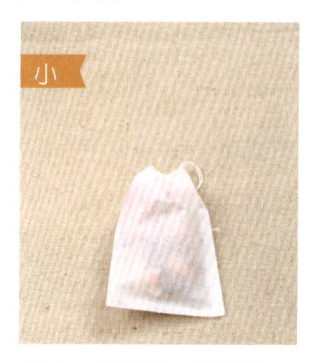

小
尺寸：62毫米×83毫米
克重：可裝5~6克

剪刀、搗碎器：對於那些體積較大或較堅硬的食材，在製作茶包的時候需要將其弄碎，這就需要借助剪刀和搗碎器。剪刀可以將其剪成細碎狀，搗碎器則可以將其搗成粉末狀。

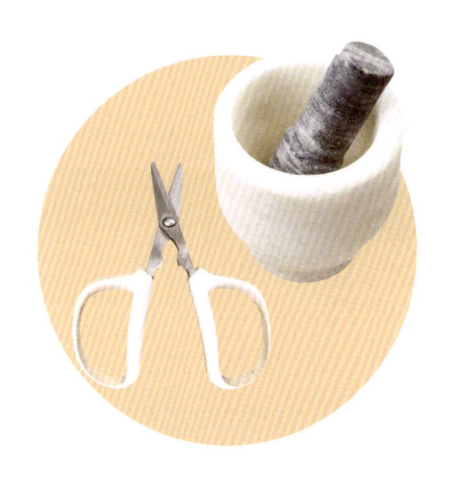

自製茶包的幾個步驟

處理茶飲材料：將一些堅硬、大塊的材料做簡單處理，如果是杭白菊或玫瑰等花蕾類花草茶，則直接裝包入袋即可。

裝包：取一個茶包袋，打開，放入花草茶。

封口：如果是直接折口的茶包袋，則只需把一邊的折口翻過去，蓋住袋口即可；如果是抽線茶包袋，則一手捏著收口，另外一隻手輕輕拉動抽線封口即可。

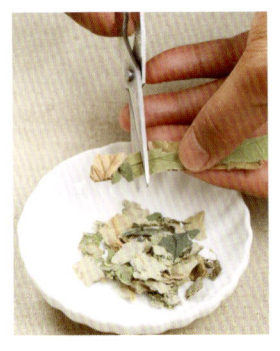

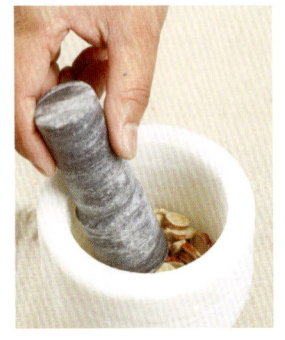

1 荷葉剪碎。

2 甘草搗碎。

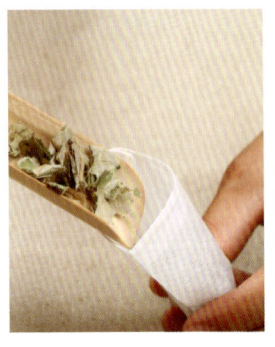

3 將菊花、玫瑰、搗碎的甘草和剪碎的荷葉分別裝入茶包中。

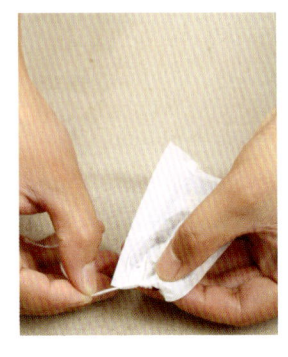

4 一手捏著收口，另外一隻手輕輕拉動抽線封口。

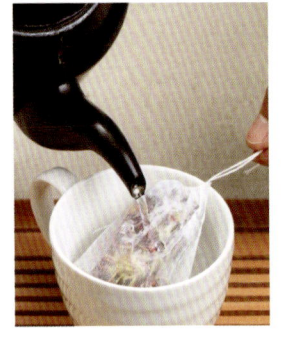

5 將做好的茶包放入杯中，拉線放在杯外，倒入開水即可。

茶飲的沖泡方法

茶的沖泡講究一定的方法，這樣才能充分地發揮茶性；與此同時，也能享受沖泡過程中的快樂。

傳統茶類的沖泡

傳統茶類的沖泡，是我國茶文化的重要組成部分，文化底蘊深厚。居家飲用，沖泡程式可繁可簡，具體可視情況而定。總體來說，茶的沖泡包括準備階段、溫燙茶具、投茶、沖泡幾個步驟。

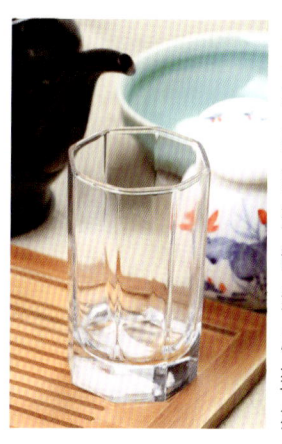

1 準備茶具和茶
不同的茶適合不同的茶具。綠茶、黃茶、白茶適合用玻璃杯或瓷茶具，烏龍茶、黑茶適合用紫砂壺，紅茶適合用瓷壺，花茶多用蓋碗。下面以綠茶為例。

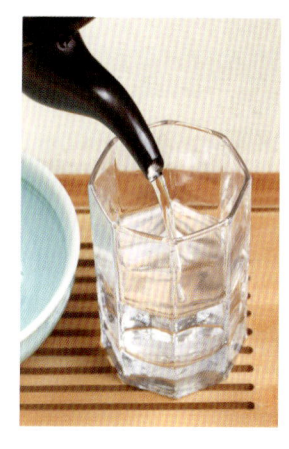

2 溫杯
向玻璃杯內倒入適量開水，輕轉杯身，溫燙內壁，最後將水倒出。

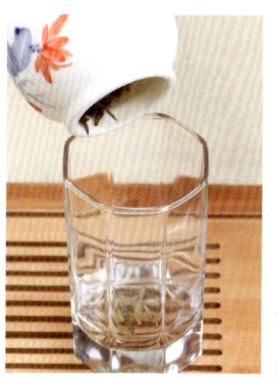

3 投茶
茶與水的比例一般為 1:50。

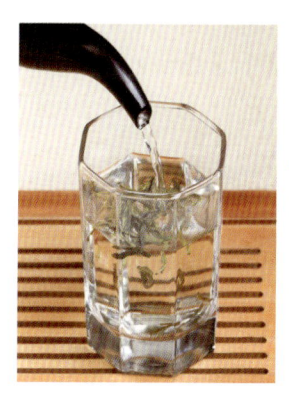

4 沖泡
向杯中注水沖泡，一般泡3～5分鐘即可品飲，也可先聞香、賞茶，然後品飲。

花草茶的沖泡

花草茶在沖泡的時候，很有美感，極具欣賞性，因此最好選擇透明的玻璃茶具，這樣可以更好地欣賞花草在水中綻放的姿態。花草茶的營養成分較容易釋放，一般用壺泡或杯泡即可，但一些較堅韌的材料則適合煎煮。杯泡或壺泡的過程基本分為溫燙茶具、投茶、沖水、蓋上蓋子悶泡幾步。

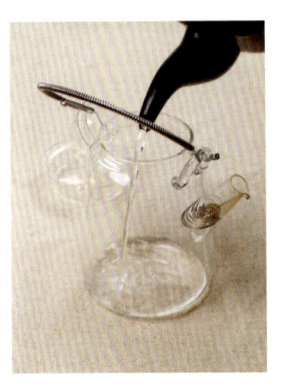

1 溫壺
將泡花草茶用的茶壺或茶杯溫燙一遍能提高茶具的溫度，使花草茶更好地保持風味。溫遍壺身後，將溫壺的水倒掉。

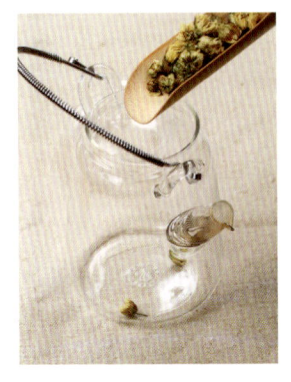

2 投茶
如果是散的花草茶則要先投茶再沖泡，使其充分浸泡；若是茶包，則要先倒水再放茶包。

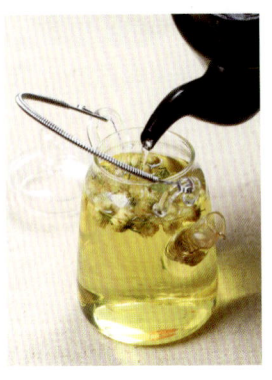

3 沖泡
水質與水溫都會影響花草茶的口感，最好用純淨水或優質礦泉水沖泡。先將水煮沸，然後靜置到95℃沖泡。

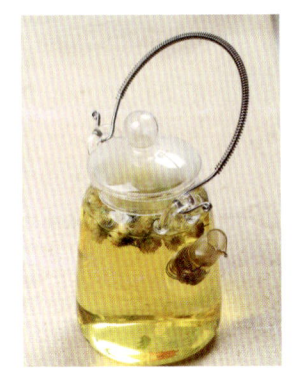

4 蓋上蓋子悶泡
花草茶的鮮品一般沖泡2～3分鐘即可，乾品一般需要沖泡5分鐘，個別種類需要更長時間。

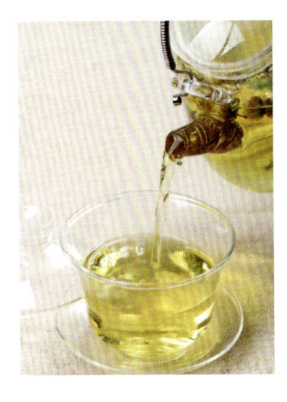

5 倒茶
花草茶泡好後最好先全部倒出，分杯飲用，以免久泡失味。一次用量的花草茶一般可沖泡2次，第二泡時直接注水沖泡即可。

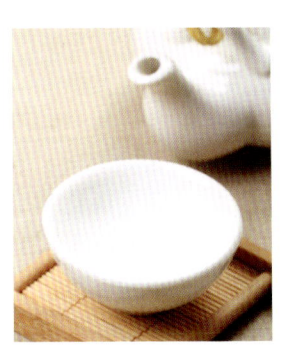

注：陶瓷茶具光滑潔淨，保溫性能好，一般來說也適合沖泡花草茶，只是不如玻璃茶具能更好地欣賞花草徐徐展開的過程。

藥草茶的沖泡

藥草茶的沖泡多用沖泡或煎煮的方法,可視具體材料而定。一般花、葉類材料,可直接用開水沖泡,然後蓋上蓋子悶20～30分鐘;也可用保溫杯悶泡,這樣能使藥物成分較快地釋放出來。而對於材料較多的複方茶飲,或者較堅硬的材料則最好煮飲。

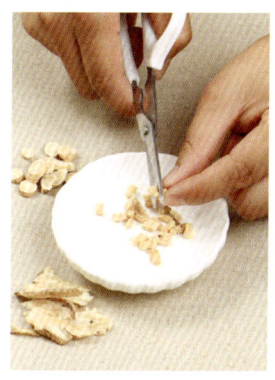

1 處理材料
對於一些體積較大、材質過硬的食材,可用乾淨的刀或剪刀將其剁碎或剪碎備用。

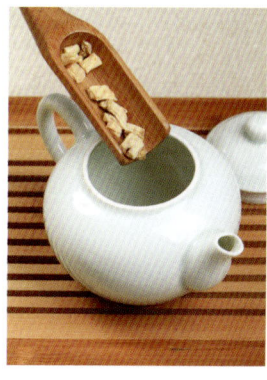

2 投茶
沖泡藥草茶可用瓷質茶具,也可用玻璃茶具。

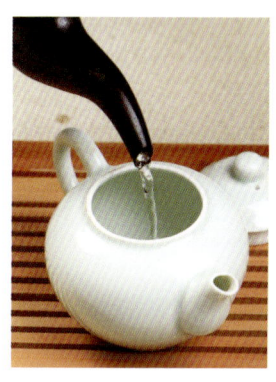

3 沖泡
向壺中倒入適量開水。

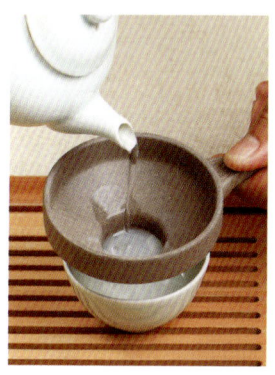

4 過濾
有些壺內有濾網,可直接倒茶湯,對於沒有濾網的壺,則要用濾網過濾一下茶湯。

五穀蔬果茶的沖泡

薏米、紅豆、桂圓、紅棗、苦瓜(乾)、檸檬、金橘、蘋果、山楂等都是常用的五穀蔬果類食材,經常和各類花草茶、傳統茶等混合飲用,也有水果與五穀搭配的,水果可選用乾品,也可選用新鮮的。一般來說,在沖泡時,蔬菜乾品按正常步驟沖泡即可,五穀類需要煎煮,水果類則需要相應地做一些處理工作,比如去皮、去子、切片等,並且通常在最後放入。

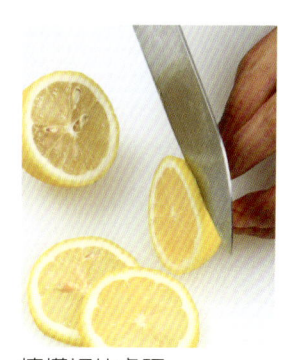

檸檬切片處理

茶飲常見輔料

飲用各類養生茶飲時，可根據茶飲的特點和個人口感需求，適當添加調味料，一方面增強口感，另一方面也能使營養更全面。

1 蜂蜜

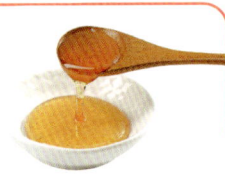

蜂蜜富含葡萄糖、果糖，能幫助潤腸通便、美容養顏，添加到茶飲裡，尤其是與檸檬等搭配飲用，口感尤佳。在茶飲中加入蜂蜜時，一般要在茶飲冷卻到80℃以下時再加入，否則溫度過高，會破壞其營養。

選購蜂蜜的小妙招

1. **看透明度**：優質蜂蜜會有少許混濁，手指輕握裝蜂蜜的玻璃瓶，看不清手指；而劣質蜂蜜往往透明度好。
2. **看氣泡**：優質蜂蜜表面會有很多細密的氣泡；劣質蜂蜜無氣泡，即便搖動後出現氣泡，也會很快消失。
3. **有無結晶**：優質蜂蜜在13～14℃以下，容易產生乳白色結晶，劣質蜂蜜則沒有結晶現象。

2 牛奶

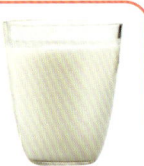

牛奶營養豐富，富含鈣，並且口感潤滑，常常和祁門紅茶、普洱茶等調飲，口感濃郁。

3 冰糖

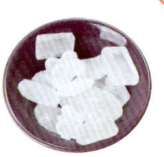

冰糖具有潤肺止咳、清痰去火的功效，很多花草茶都適合加入冰糖調味。在茶飲中加入冰糖後要攪拌至完全化開再飲用。

4 紅糖

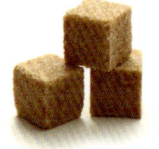

紅糖有益氣補血、健脾暖胃的功效，還能補充體力，十分適合女性飲用。

飲茶禁忌

茶飲雖有各種保健功效，但也不能隨便飲用。要達到養生保健的目的，還要根據個人的身體狀況合理選擇茶飲配方，同時注意避開不宜飲用的時間。下面就介紹一些飲茶時的注意事項。

日常飲茶注意事項

1. 飲茶後排便乾硬或者便秘加重者不宜飲茶。傳統茶類含茶多酚類物質較多，對胃腸有一定的收斂作用。
2. 神經衰弱或者失眠的人，不宜飲用提神醒腦的茶飲或者濃茶。
3. 陰虛火旺或者肝腎陰虛者，不宜飲用太過溫燥的茶飲。
4. 氣滯食積的人，不宜飲用滋膩礙脾的茶飲。
5. 保健茶飲不宜用來配服西藥，以免影響西藥療效或產生不良反應。
6. 飲用解表的茶飲，不宜食用生冷、酸性食物。
7. 飲用調理脾胃的茶飲，忌食生冷、油膩、不易消化的食物。
8. 飲用理氣消脹的茶飲，要避免食用豆類。
9. 飲用止咳平喘的茶飲，忌食魚蝦等水產。
10. 飲用清熱解毒的茶飲，忌食油膩、辛辣的食物。

除了上面說的注意事項，選擇茶飲時，還要根據個人的體質挑選，才能達到保健養生的目的。

不宜飲茶的特殊時期

1. 女性月經期，不宜飲用具有活血作用的茶飲；也不宜喝傳統茶類，避免加重便秘症狀以及經期綜合症。
2. 孕婦不宜飲用傳統茶類。懷孕早期也不宜飲用具有活血化瘀作用的花草茶或涼茶。
3. 哺乳期女性不宜飲用傳統茶類。傳統茶類中的鞣酸被機體吸收後，會抑制乳汁的分泌。
4. 更年期女性不宜飲用傳統茶類，特別是提神醒腦的茶飲，以避免神經太過興奮，加重更年期不適。

根據體質挑選適合自己的茶飲

　　不同的茶飲功效不同，要達到養生保健的目的，就要對症飲用。要對症飲茶，首先要瞭解自己的體質，體質是受先天遺傳和後天多種因素的影響而形成的。人的體質有九種，下面簡單講解各種體質的特徵以及適宜的茶飲。

平和體質： 身體健康，陰陽氣血調和，很少生病。一般常見的性質平和的茶飲均可飲用。

氣虛體質： 即元氣不足，以疲乏、氣短、自汗為主要特徵。這類人很容易患感冒等疾病。適宜茶飲：菊花、人蔘花、黃耆、羅漢果等。

陽虛體質： 即陽氣不足，以畏寒怕冷、手足冰涼為主要特徵。這類人易患腹瀉、陽痿等疾病。適宜茶飲：桂花、茉莉花、生薑、杜仲等。

陰虛體質： 以形體消瘦、口燥咽乾、手足心熱、容易心煩氣躁為主要特徵。適宜茶飲：西洋蔘、百合、地黃等。

痰濕體質： 以形體肥胖、腹部肥滿、喜食肥甘黏膩食物為主要特徵。這類人易患糖尿病、腦中風、冠心病。適宜茶飲：藿香、紫蘇葉、茉莉花等。

濕熱體質： 以面部油亮、疲乏困倦、易心煩急躁、易生痤瘡為主要特徵。適宜茶飲：薄荷、紫蘇葉、車前子等。

氣鬱體質： 以神情抑鬱、容易情緒激動、煩悶不快為主要特徵。適宜茶飲：陳皮、菊花、木蝴蝶、山楂等。

血瘀體質： 以膚色晦暗、皮膚乾燥、易長斑為主要特徵。適宜茶飲：桃花、丹蔘、益母草、桃仁等。

特稟體質： 即過敏體質，大多是先天遺傳因素導致，以敏感、易過敏為主要特徵。這類人要根據自身情況，慎重選擇花草茶，最好在醫生指導下飲用茶飲。

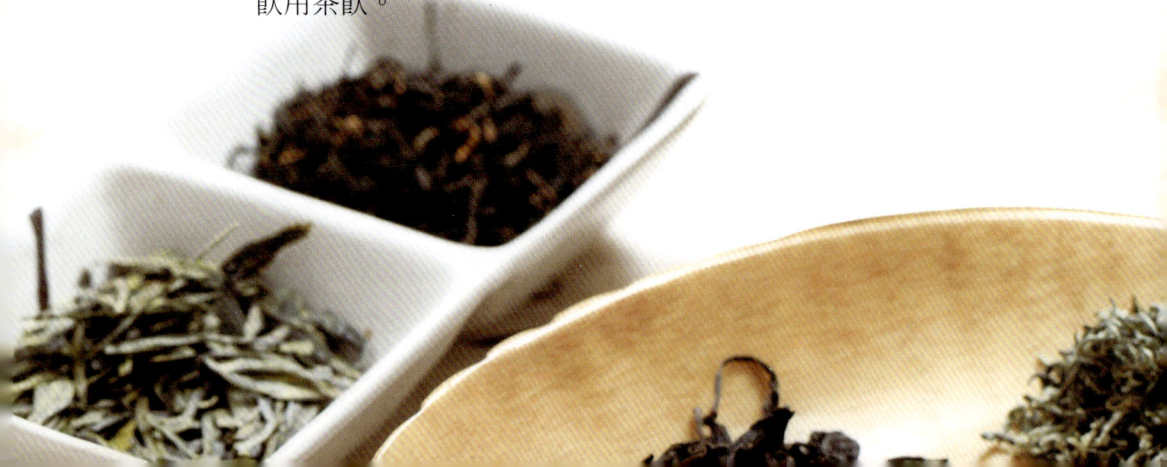

Part
1

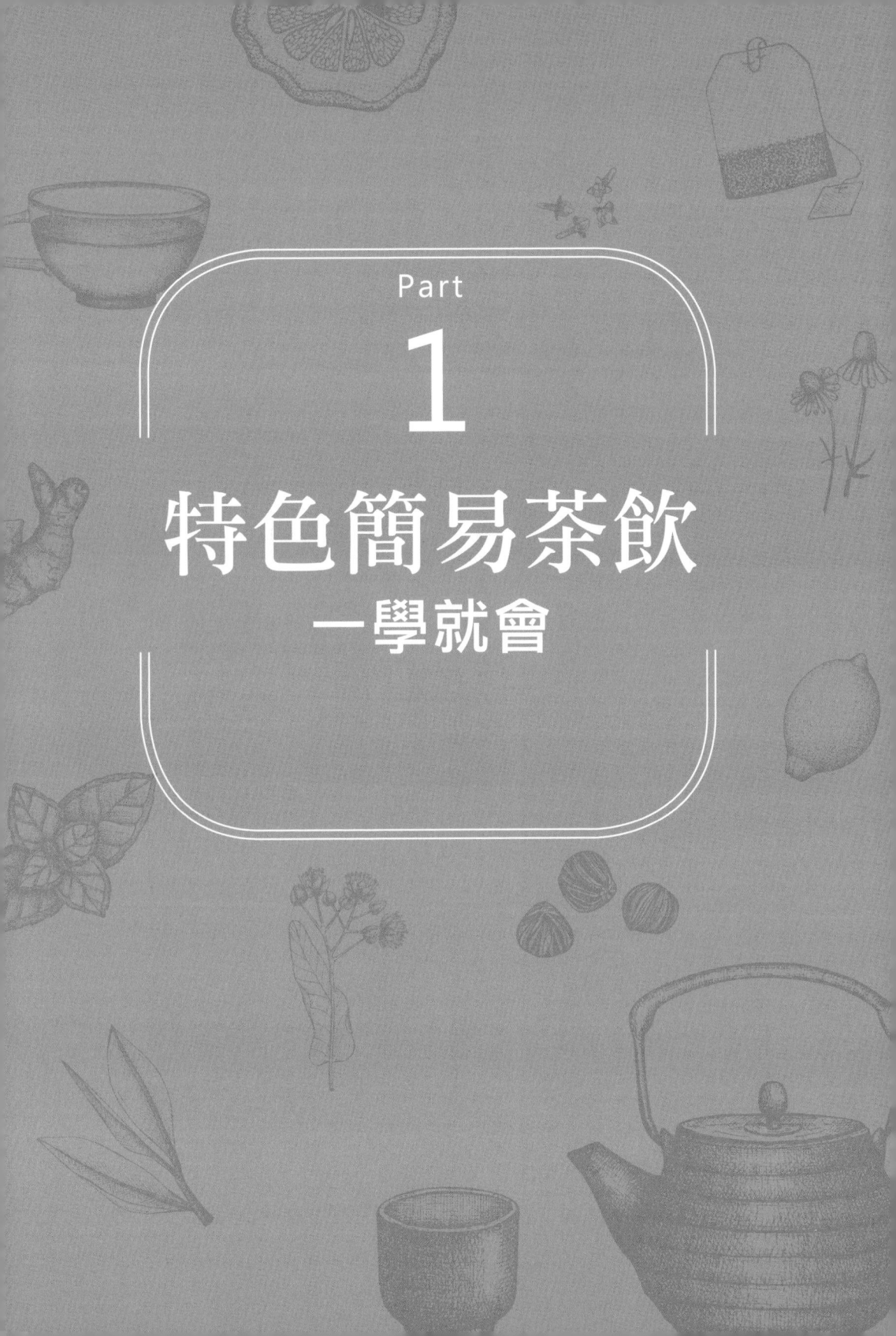

特色簡易茶飲
一學就會

單方獨味

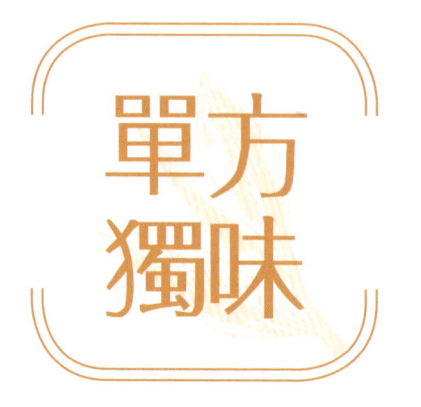

別看只是簡單地沖泡了一種茶，或者一味花草，來自大自然的每一種植物都攜帶著自己獨特的「能量」。或酸爽，或苦澀，或甘甜，每一種植物都會帶給人們純粹自然的味道，同時也帶給身體更多健康。

君山銀針茶　清心提神

材料

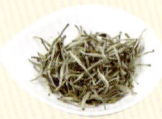

君山銀針 3克

泡法

將85℃左右的開水倒入杯中至1/3的高度，放入茶葉，再次倒入開水至8分滿，泡3分鐘即可。

不宜飲用人群
- 虛寒體質者

最佳飲用時間
- 食慾不佳時
- 消化不良時
- 下午茶時

Tips

君山銀針沖泡時，極具觀賞性，所以最好用透明玻璃杯或玻璃蓋碗泡飲。

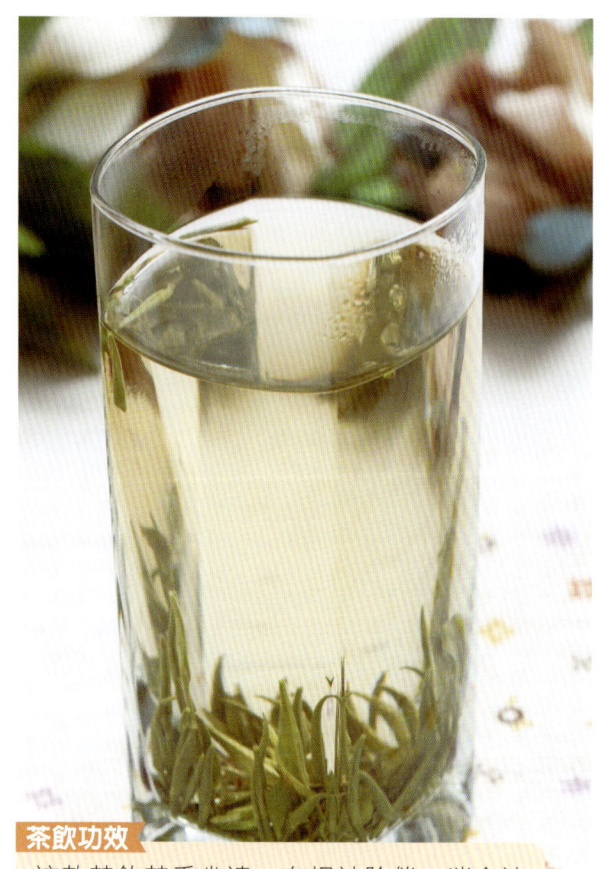

茶飲功效

這款茶飲茶香幽遠，有提神除倦、消食袪痰、生津止渴、利尿明目等功效。

凍頂烏龍茶　解膩消脂

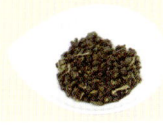

材料
凍頂烏龍茶 7克

泡法
用沸水溫燙茶具後，將茶葉放入茶壺中，倒入沸水，馬上倒出茶湯以洗茶潤茶，第二次倒入沸水即可。可反覆泡飲，沖泡時間由短而長，第一次短而後逐次增長。

不宜飲用人群
- 失眠者
- 孕婦
- 神經衰弱者

最佳飲用時間
- 進食油膩飲食後
- 血脂升高時
- 下午茶時

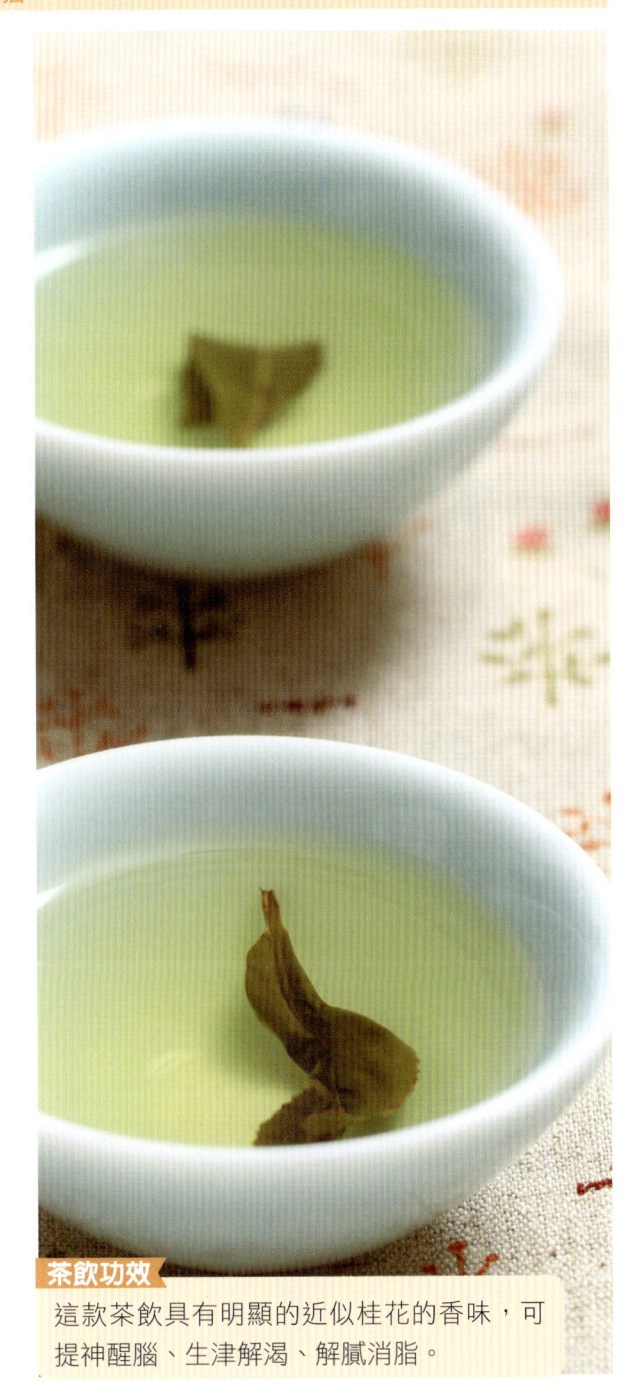

茶飲功效
這款茶飲具有明顯的近似桂花的香味，可提神醒腦、生津解渴、解膩消脂。

菊花茶　清肝明目

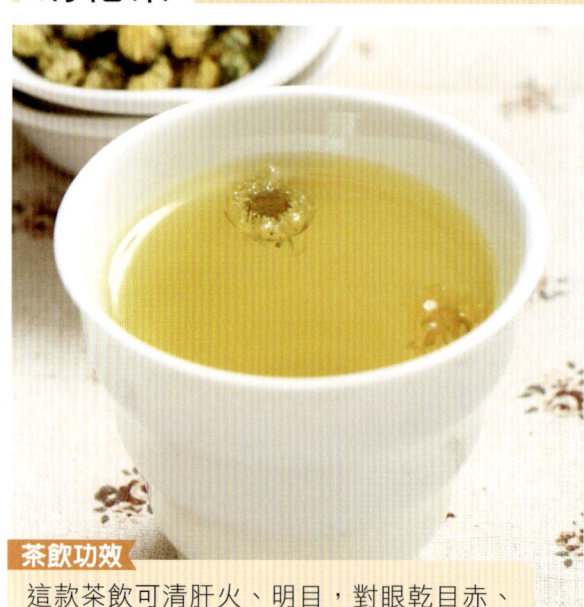

材料

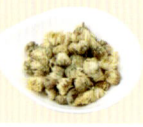

菊花 5克

泡法

將菊花放入杯中，倒入沸水，泡3～5分鐘即可。

不宜飲用人群
- 脾胃虛寒者

最佳飲用時間
- 肝火旺時
- 眼睛乾澀、脹痛時
- 長時間用電腦時

茶飲功效

這款茶飲可清肝火、明目，對眼乾目赤、頭痛、高血壓等症有一定效用。

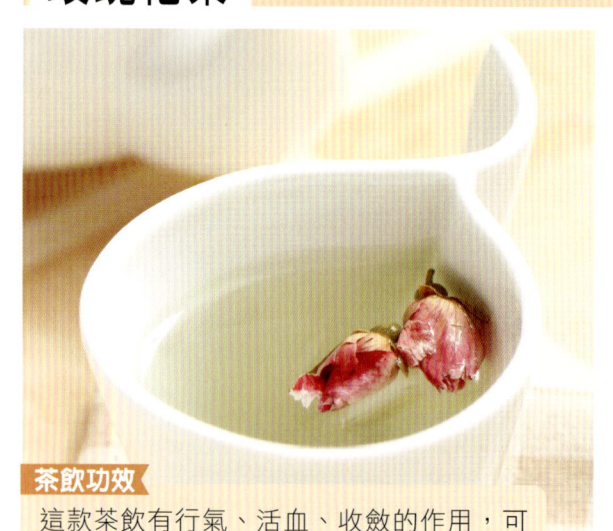

玫瑰花茶　行氣活血

材料

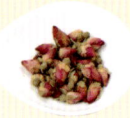

玫瑰花 5克

泡法

將玫瑰花放入杯中，倒入80℃左右的開水，泡3～5分鐘即可。

不宜飲用人群
- 便秘者
- 陰虛火旺者

最佳飲用時間
- 氣滯胃痛時
- 食少嘔吐時
- 工作壓力大時

茶飲功效

這款茶飲有行氣、活血、收斂的作用，可平衡內分泌、補血氣，對肝及胃也有調理作用，有助於消除疲勞、減肥養顏。

膨大海茶　利咽潤喉

材料

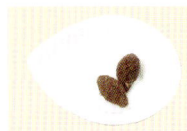

膨大海 1～2枚

泡法

將膨大海放入杯中，倒入沸水，蓋上杯蓋悶泡約8分鐘即可。

不宜飲用人群

- 風寒咳嗽者
- 脾胃虛寒者

最佳飲用時間

- 咽喉疼痛時
- 聲音沙啞時
- 大便乾燥結塊、便秘

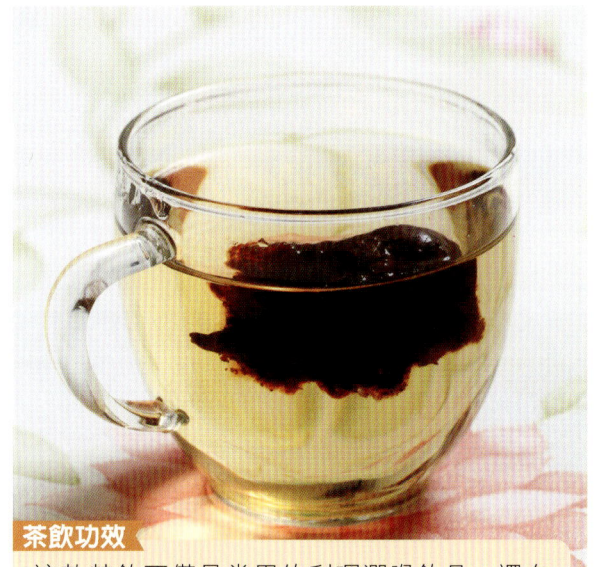

茶飲功效

這款茶飲不僅是常用的利咽潤喉飲品，還有潤腸通便的作用。

苦丁茶　清熱除煩，降血脂

材料

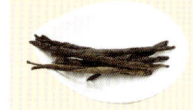

苦丁茶 5克

泡法

將苦丁茶放入杯中，倒入沸水，蓋上杯蓋悶泡3～5分鐘即可。

不宜飲用人群

- 虛寒體質者
- 慢性胃腸炎患者

最佳飲用時間

- 減肥時
- 出現暑熱時
- 血脂升高時

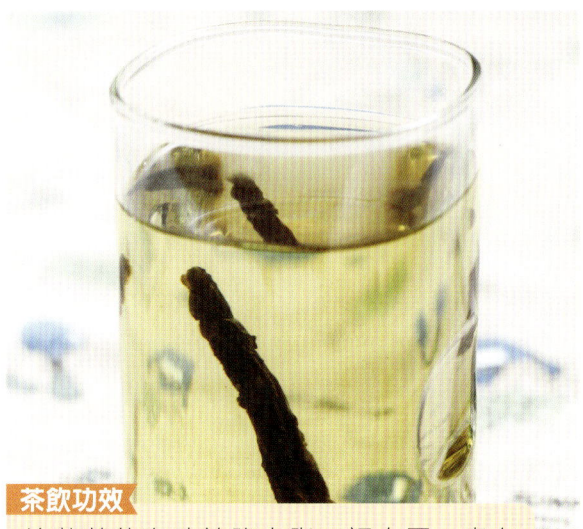

茶飲功效

這款茶飲有助於降血脂、調血壓，素有「降壓茶」、「益壽茶」的美稱。

代代花茶　疏肝和胃，理氣解鬱

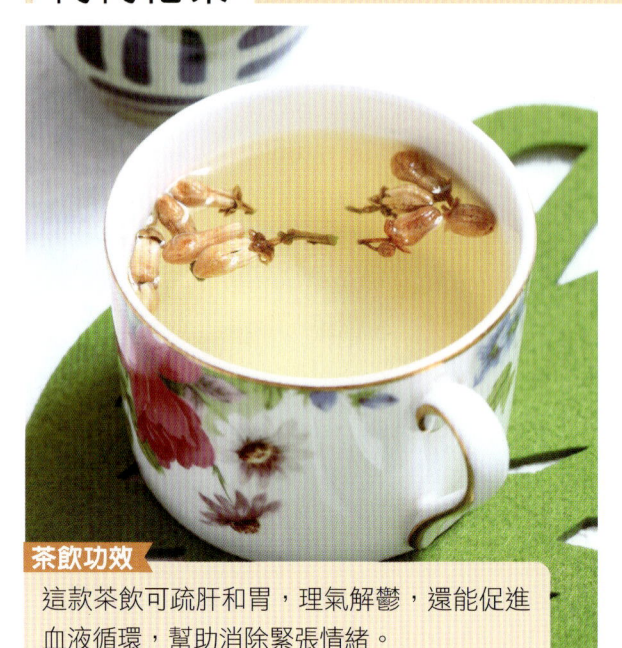

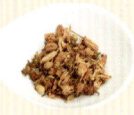

茶飲功效
這款茶飲可疏肝和胃，理氣解鬱，還能促進血液循環，幫助消除緊張情緒。

材料
代代花 3克

泡法
將代代花放入杯中，倒入80℃左右的開水，蓋上蓋子悶泡約8分鐘即可。

不宜飲用人群
- 孕婦

最佳飲用時間
- 脾胃失調時
- 肥胖時
- 心情緊張時

大麥茶　助消化

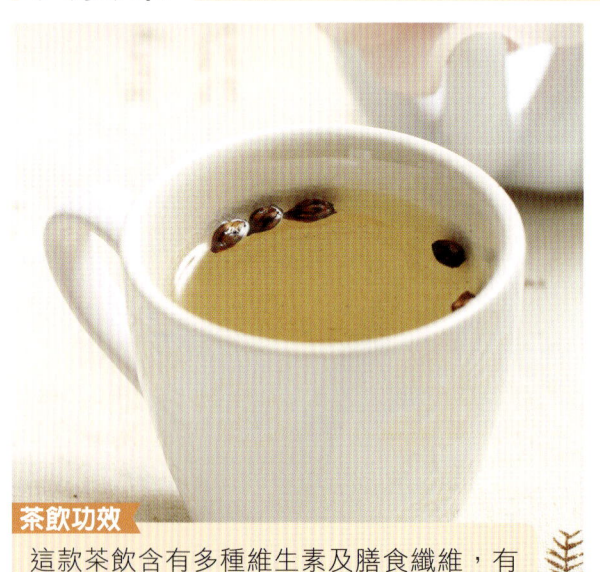

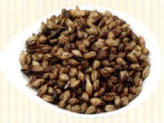

茶飲功效
這款茶飲含有多種維生素及膳食纖維，有助於促消化。

材料
大麥茶 20克

泡法
將大麥茶放入茶壺中，倒入沸水，泡3~5分鐘即可。

不宜飲用人群
- 哺乳期女性

最佳飲用時間
- 積食時（消化不良）
- 飲食較油膩時

複方茶飲

將兩種或兩種以上的花草、茶葉等搭配沖泡的茶飲，就是複方茶飲。幾種材料在水的融合作用下，口感、味道多變，營養成分互補，可實現茶飲營養與口感的雙重提升。

牛奶祁門紅茶
驅寒暖胃，滋補安神

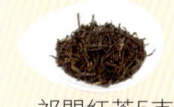

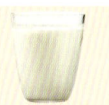

材料
祁門紅茶5克　鮮奶適量

泡法
1. 用沸水溫燙茶杯，將茶葉放入杯中，倒入沸水，稍泡十幾秒後，濾出茶湯。
2. 將鮮牛奶倒入濾出的茶湯中，調勻即可。

不宜飲用人群
- 體質燥熱者

最佳飲用時間
- 下午茶時
- 胃寒不適時

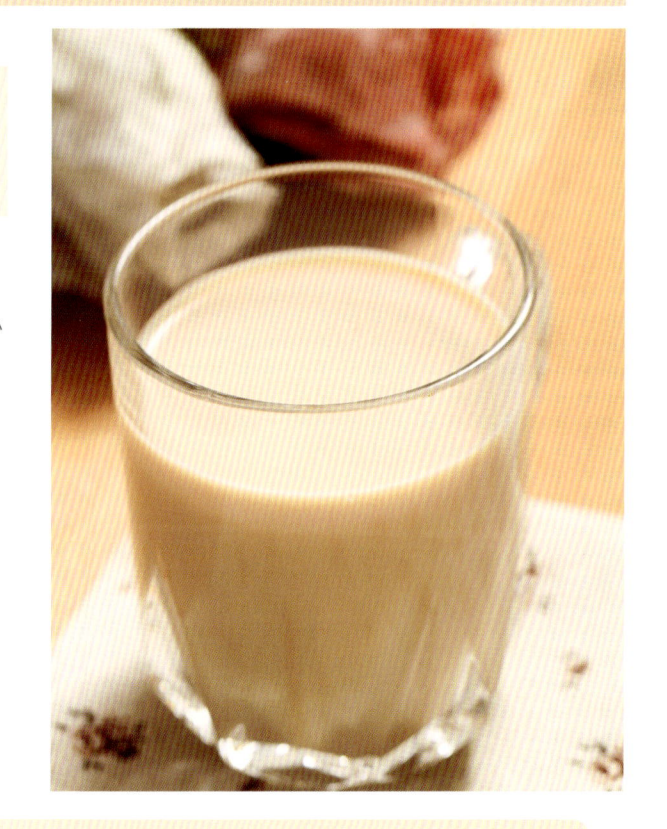

茶飲功效
祁門紅茶
暖胃安神、消除疲勞，還可以促進血液循環

＋

牛奶
營養豐富，富含鈣，易消化。

》》驅寒暖胃、滋補安神

29

蘋果雪梨茶　清肺熱

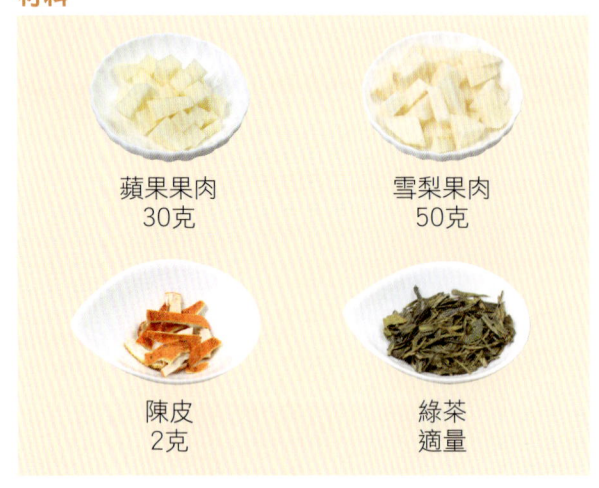

材料

- 蘋果果肉 30克
- 雪梨果肉 50克
- 陳皮 2克
- 綠茶 適量

泡法

1. 將綠茶放入杯中，倒入85℃左右的開水，泡約3分鐘後，取茶湯備用；將蘋果果肉、雪梨果肉分別切成小塊。
2. 將陳皮放入鍋內，倒入綠茶茶湯，大火燒沸後，小火煎煮20分鐘，放入蘋果塊、雪梨塊同煮約10分鐘即可。

不宜飲用人群

- 糖尿病患者

最佳飲用時間

- 肺熱口渴時
- 氣候乾燥時

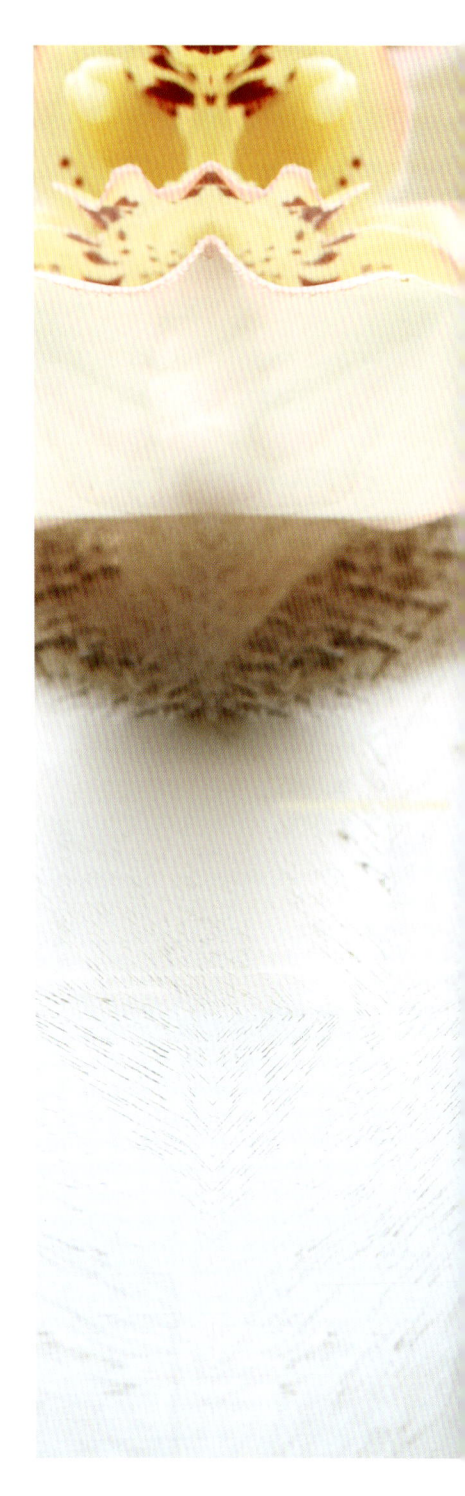

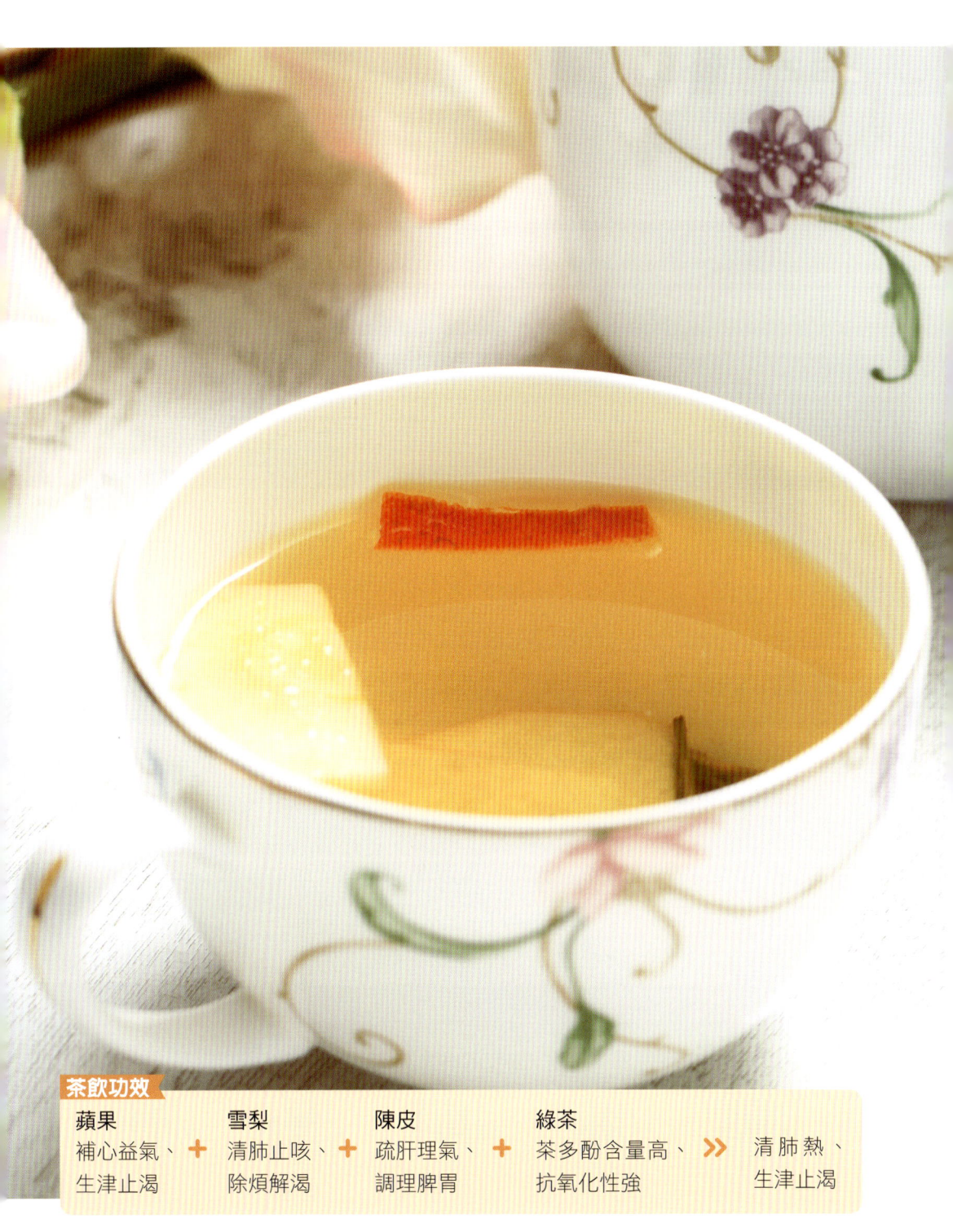

茶飲功效

蘋果	雪梨	陳皮	綠茶		
補心益氣、生津止渴	+ 清肺止咳、除煩解渴	+ 疏肝理氣、調理脾胃	+ 茶多酚含量高、抗氧化性強	≫	清肺熱、生津止渴

百合金銀花茶　清心去火，潤肺解暑

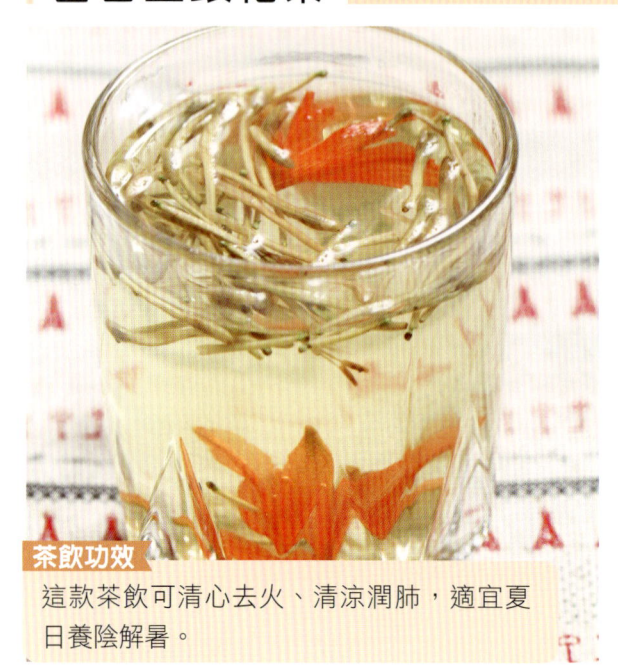

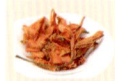

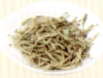

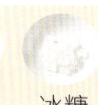

材料
百合花 3克　金銀花 3克　冰糖 適量

泡法
將百合花、金銀花、冰糖一起放入杯中，倒入沸水，泡約5分鐘，調勻即可。

不宜飲用人群
- 脾胃虛寒者

最佳飲用時間
- 出現暑熱時
- 肺熱咳嗽時
- 心煩不安時

茶飲功效
這款茶飲可清心去火、清涼潤肺，適宜夏日養陰解暑。

黃耆人蔘茶　補陽安神

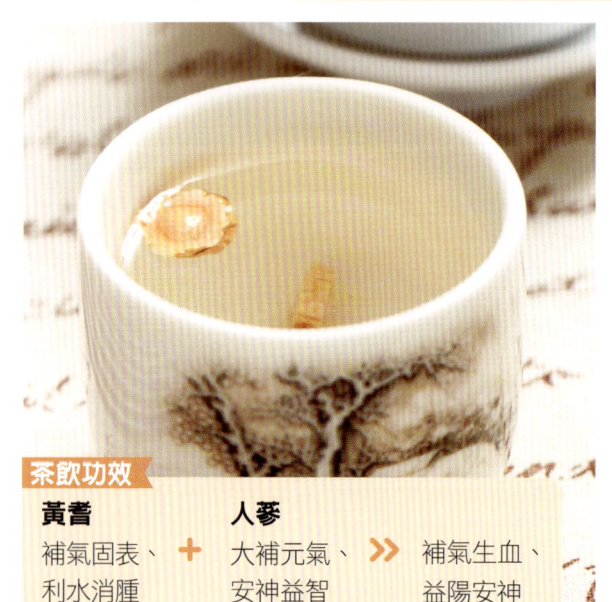

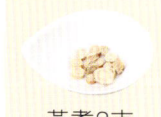

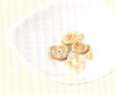

材料
黃耆2克　人蔘2克

泡法
將黃耆、人蔘一起放入杯中，倒入沸水，蓋上蓋子悶泡約8分鐘即可。

不宜飲用人群
- 內熱熾盛者

最佳飲用時間
- 氣虛貧血時
- 睡眠不佳時

茶飲功效

黃耆	人蔘	
補氣固表、利水消腫	＋ 大補元氣、安神益智	≫ 補氣生血、益陽安神

時尚待客下午茶

朋友來家中小聚，只用綠茶、紅茶、碳酸飲料來招待，是否太老套？可以嘗試用幾種花草或者應季的水果簡單搭配、加工，製作出時尚美味的健康飲品。

布丁花果茶　提神醒腦，抗氧化

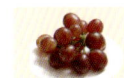

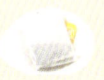

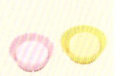

材料

鮮葡萄 100克　紅茶包 1個　布丁 2～3個

泡法

1. 將布丁切成小塊。
2. 杯中倒入沸水，放入紅茶包，泡3分鐘左右取出茶包。
3. 把鮮葡萄洗淨，去籽，切碎，放入榨汁機榨汁。
4. 把葡萄汁、布丁塊放入茶湯中，調勻即可。

不宜飲用人群

- 腹瀉者
- 糖尿病患者

最佳飲用時間

- 暑熱口渴時
- 下午茶時

茶飲功效

葡萄含有強抗氧化物類黃酮，這款茶飲有助於清除體內自由基，抗衰老。

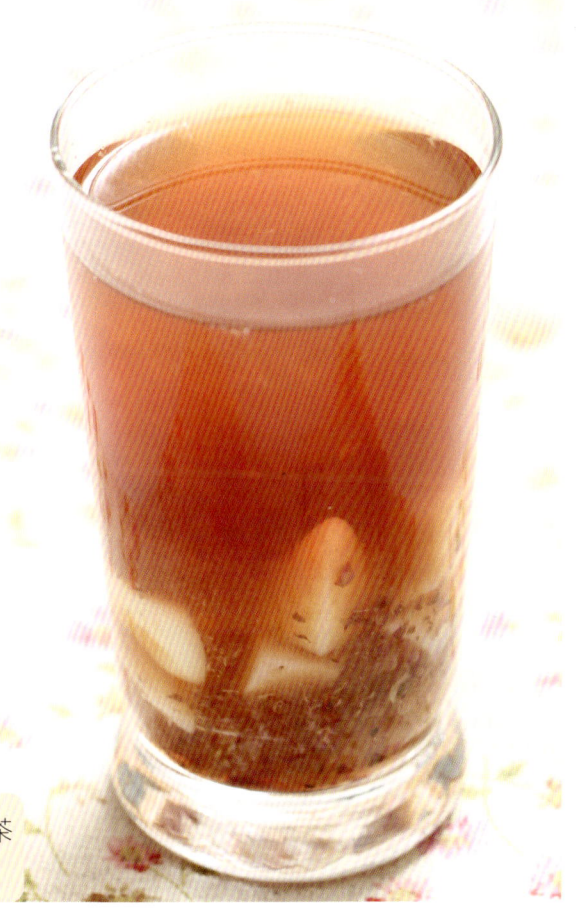

山楂銀耳開胃茶

健脾，助消化

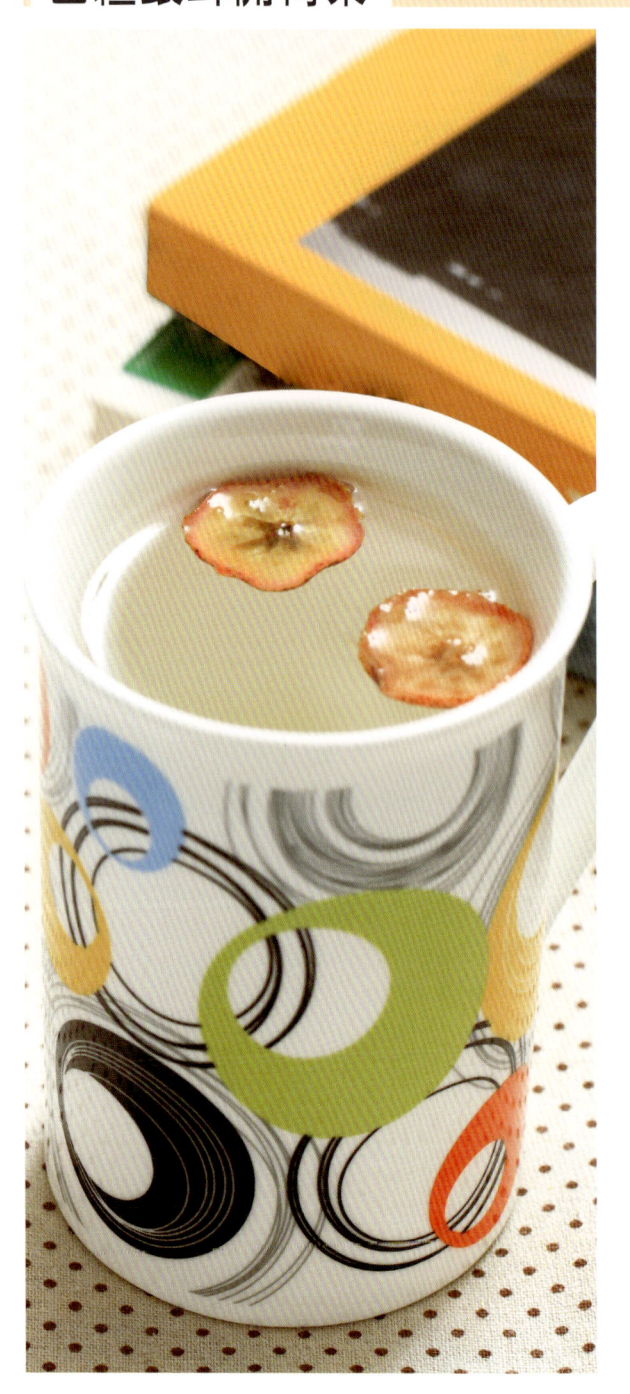

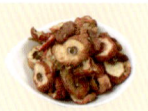

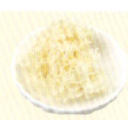

材料

山楂片 15克　　乾銀耳 5克

泡法

1. 將乾銀耳用溫水泡發；山楂片洗淨，放清水中略泡。
2. 鍋置火上，倒入適量清水，放入山楂片大火燒沸，然後放入發好的銀耳，小火熬煮約20分鐘，盛出即可。

不宜飲用人群

- 外感風寒者

最佳飲用時間

- 進食油膩、不易消化的食物後
- 食慾不振時

茶飲功效

山楂可健胃消食、增強食慾；銀耳可補脾健胃，富含的膳食纖維可促進胃腸蠕動，具有潤燥清腸的作用。這款茶飲可健脾開胃、潤腸通便、幫助消化。

柳橙檸檬茶　改善便秘，減脂瘦身

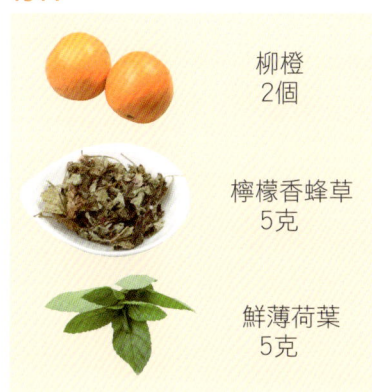

材料

- 柳橙 2個
- 檸檬香蜂草 5克
- 鮮薄荷葉 5克

注：建議大家根據季節和地域來選擇乾品或鮮品，有條件的選擇鮮薄荷葉，沒有的話也可去超市或中藥行選購薄荷葉乾品。

泡法

1. 將柳橙洗淨，取一個柳橙榨汁備用；另一個柳丁去皮，取果肉，切小塊備用。
2. 將檸檬香蜂草、鮮薄荷葉一起放入壺中，倒入沸水，蓋蓋子悶泡約3分鐘。
3. 待茶湯溫熱時加入柳橙汁和果肉，攪拌均勻即可。

不宜飲用人群
- 孕婦

最佳飲用時間
- 下午茶時
- 食慾不佳時

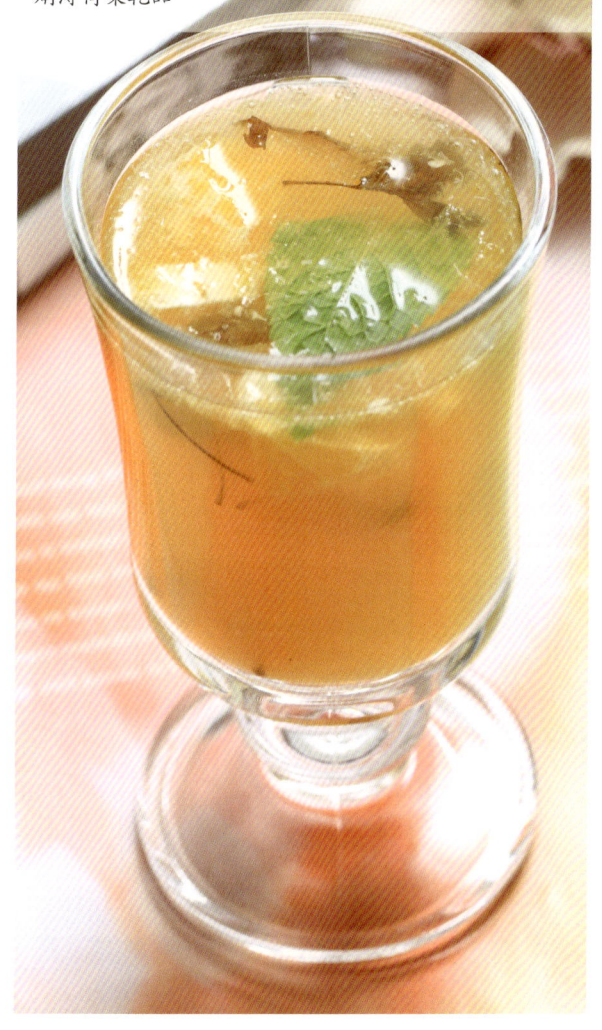

茶飲功效

柳橙
富含多種維生素和礦物質

＋

檸檬香蜂草
有清香味，可以緩解緊張的情緒

＋

薄荷葉
氣味辛涼，可興奮大腦、促進血液循環

》

提神醒腦、舒緩壓力、緩解疲勞

玫瑰奶茶

美容養顏，消除疲勞

材料

紅茶5克

玫瑰花5克

牛奶100毫升

蜂蜜適量

泡法

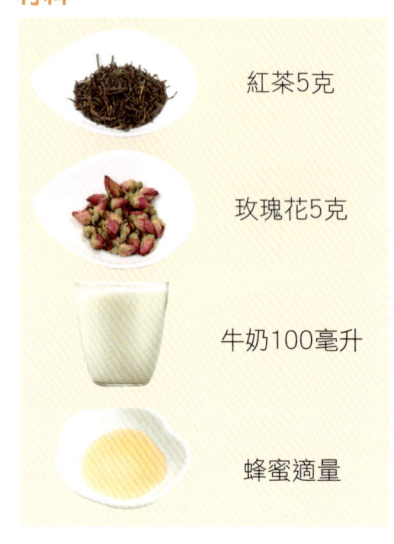

1. 用沸水溫燙茶壺，放入紅茶，倒入沸水，3~5分鐘後濾出茶湯備用。
2. 將玫瑰花加到茶湯中，悶泡3~5分鐘，調入牛奶和蜂蜜，攪拌均勻即可。

不宜飲用人群

- 孕婦

最佳飲用時間

- 下午茶時
- 略感疲乏時
- 心情煩躁時

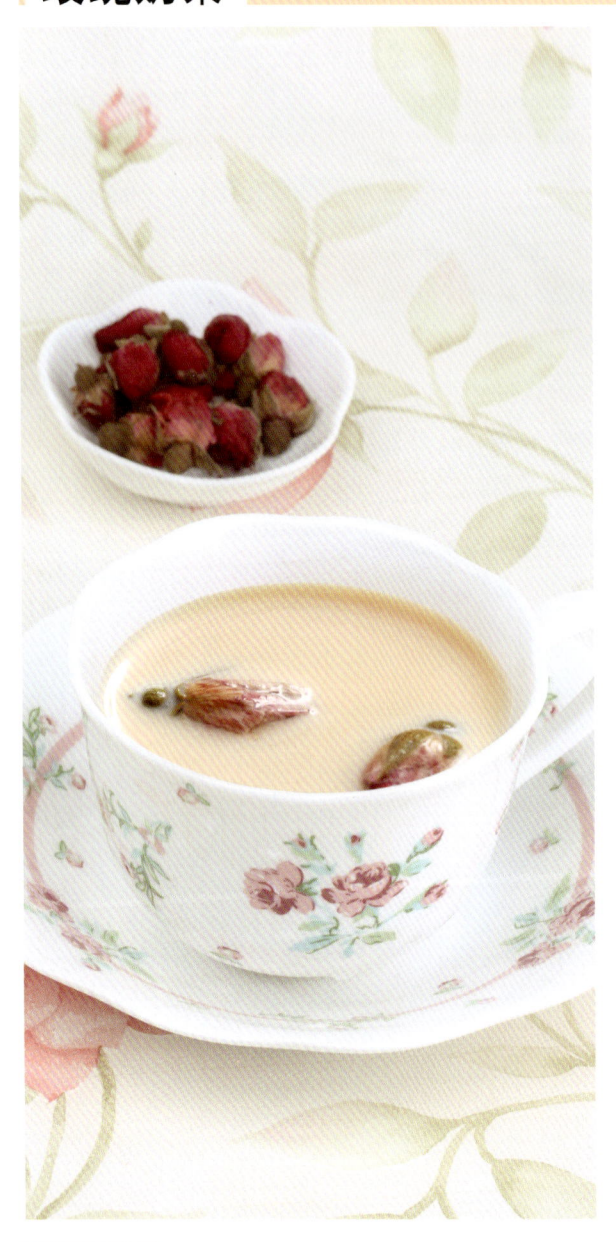

茶飲功效

這款充滿花香的奶茶，可提神醒腦、消除疲勞、美容養顏，是下午茶的好選擇。

Part 2

不同體質調理茶飲

辨清體質喝對茶

平和體質

飲食原則
- 多吃新鮮蔬菜瓜果
- 適當飲用清涼飲料
- 忌吃高脂厚味、辛辣上火的食物

番茄清涼茶　清熱解暑，美白肌膚

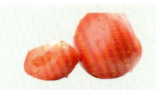

材料

番茄1個　　綠茶5克

泡法
1. 將綠茶放入壺中，倒入85℃左右的開水，約3分鐘後濾取茶湯。
2. 番茄洗淨，去皮，切薄片。
3. 趁熱，將番茄片放入茶湯中，調勻即可。

不宜飲用人群
- 胃虛寒者
- 月經期女性

最佳飲用時間
- 加班疲勞時
- 天氣炎熱時

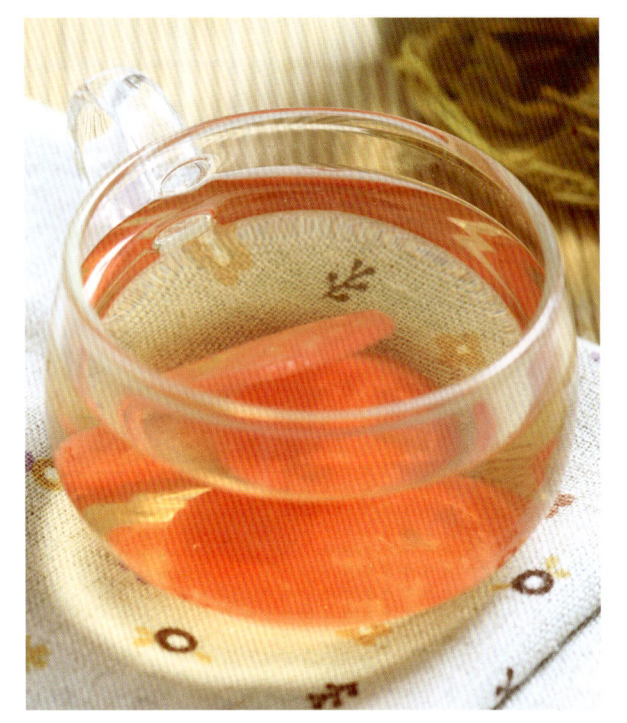

茶飲功效

番茄	綠茶	
含檸檬酸、蘋果酸、胡蘿蔔素、維生素C和B群，有助於美白肌膚。	含多種生物活性物質，有助於清熱解暑、抗衰老。	不僅清熱解暑，還有助於補充人體多種營養素、美白肌膚。

奇異果薄荷茶 健胃消食

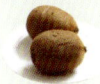

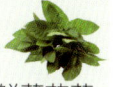

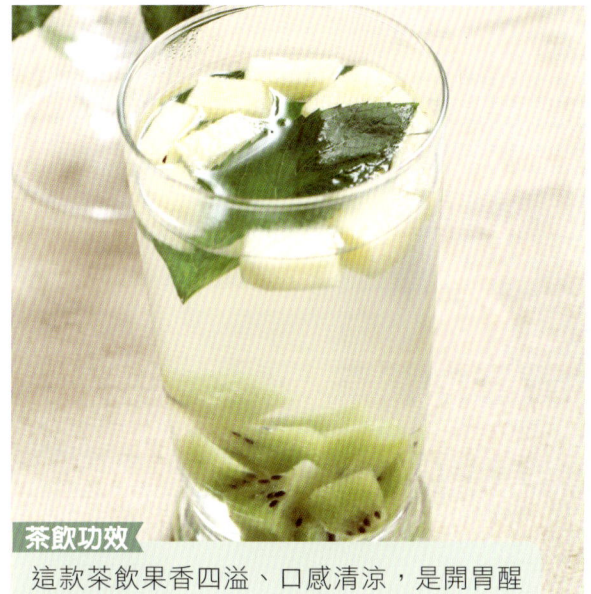

材料

奇異果 2個　蘋果 1個　鮮薄荷葉 15克

泡法

1 將奇異果去皮，取果肉，切成小塊；蘋果洗淨，去皮除核，果肉切小塊。
2 將鮮薄荷葉和兩種果肉塊放入壺中倒入沸水，悶泡5分鐘即可。

不宜飲用人群
- 糖尿病患者

最佳飲用時間
- 下午茶時
- 加班熬夜後

茶飲功效

這款茶飲果香四溢、口感清涼，是開胃醒脾的飲品。

靈芝茶 補氣安神，提高免疫力

材料

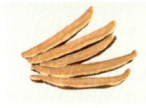

靈芝3～5片

泡法

把靈芝片掰成碎片，放入茶杯內，倒入沸水，蓋上蓋子悶泡10分鐘即可。

不宜飲用人群
- 無明顯禁忌

最佳飲用時間
- 睡眠不佳時
- 心慌疲勞時

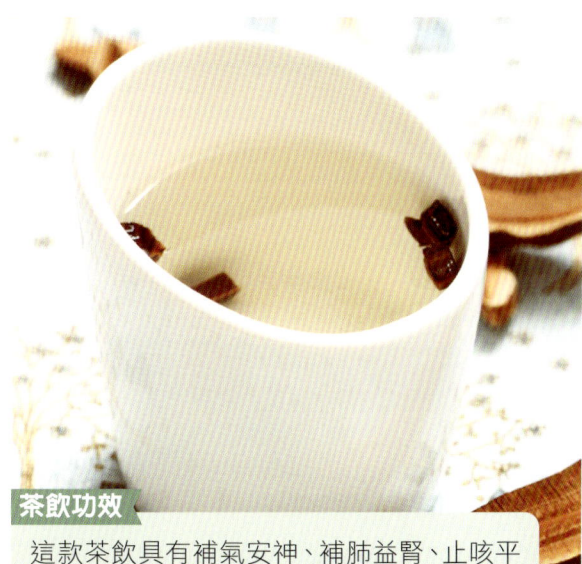

茶飲功效

這款茶飲具有補氣安神、補肺益腎、止咳平喘、健脾的功效，有助於提高人體免疫力。

氣虛體質

飲食原則
- 🟢 多食用健脾益氣的食物
- 🟢 飲食要豐富多樣、易於消化
- 🔴 忌暴飲暴食
- 🔴 忌食油膩厚味的食物

黃耆洋蔘茶　補氣安神

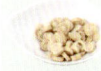

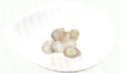

材料

| 黃耆 9克 | 西洋蔘片 3克 | 蜂蜜 適量 |

泡法
1. 將黃耆、西洋蔘片一起放入杯中，倒入沸水，蓋上蓋子悶泡約10分鐘。
2. 待茶水溫熱時調入蜂蜜即可。

不宜飲用人群
- 陰虛內熱者

最佳飲用時間
- 氣虛乏力時
- 失眠時

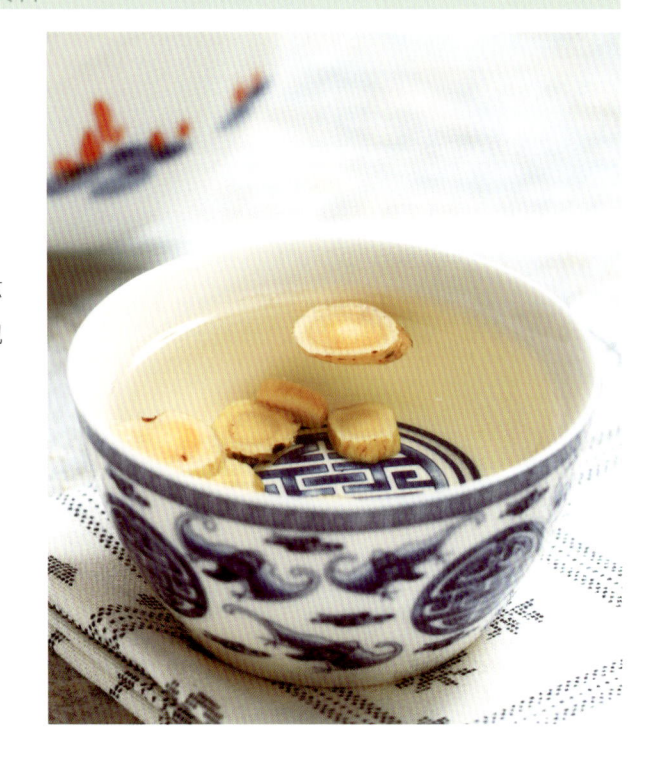

茶飲功效

黃耆	＋	西洋蔘	＋	蜂蜜	≫	可補氣養陰，有助於改善失眠乏力等症狀
補氣固表，用於氣虛乏力、食少便溏、胃下垂		性涼味甘，可補氣養陰、清火生津		不僅可以調味，還有助於改善睡眠、抗疲勞		

菊花人蔘茶　益氣補腎，改善睡眠

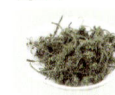

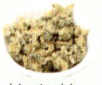

材料

人蔘花 5克　杭白菊 5克　枸杞子 3克

泡法

將所有材料一起放入杯中，倒入沸水，蓋上蓋子悶泡5分鐘即可。

不宜飲用人群
- 腹瀉者
- 感冒發熱者

最佳飲用時間
- 睡眠不佳時
- 氣虛疲乏時

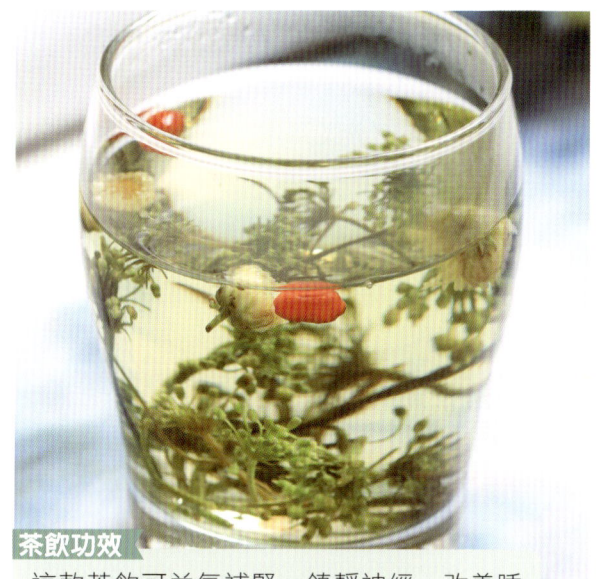

茶飲功效

這款茶飲可益氣補腎，鎮靜神經，改善睡眠，緩解氣虛體質者的疲乏不適。

蔘花補氣茶　補氣，活血，強身

材料

人蔘花2克　玫瑰花3克　金盞花2克　黃耆3克

泡法

將所有材料放入杯中，倒入沸水，浸泡約5分鐘即可。

不宜飲用人群
- 月經期女性

最佳飲用時間
- 疲乏無力時
- 面色淡白、血液循環不佳時

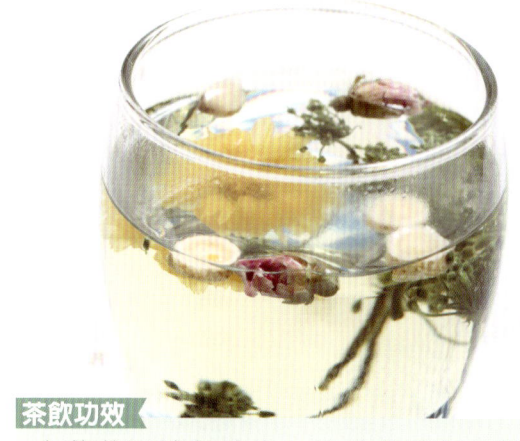

茶飲功效

人蔘花可補氣強身；玫瑰花可行氣活血；金盞花可消炎涼血；黃耆可補氣升陽、利尿消腫。

陽虛體質

飲食原則
- 🟢 多吃溫性食物和有補益作用的食物
- 🟢 適量多吃乾果類等高蛋白、高熱量食物
- 🔴 忌吃油炸食品
- 🔴 忌食寒涼食物，尤其是大寒食物

生薑桂圓茶　增加熱量，補充陽氣

材料

| 桂圓肉 15克 | 生薑片 5克 | 紅糖 適量 |

泡法
將所有材料一起放入杯中，倒入沸水，蓋上蓋子悶泡約8分鐘，調勻即可。

不宜飲用人群
- 易上火者
- 陰虛內熱者
- 孕婦

最佳飲用時間
- 心煩失眠時
- 手腳冰涼時
- 胃寒不適時

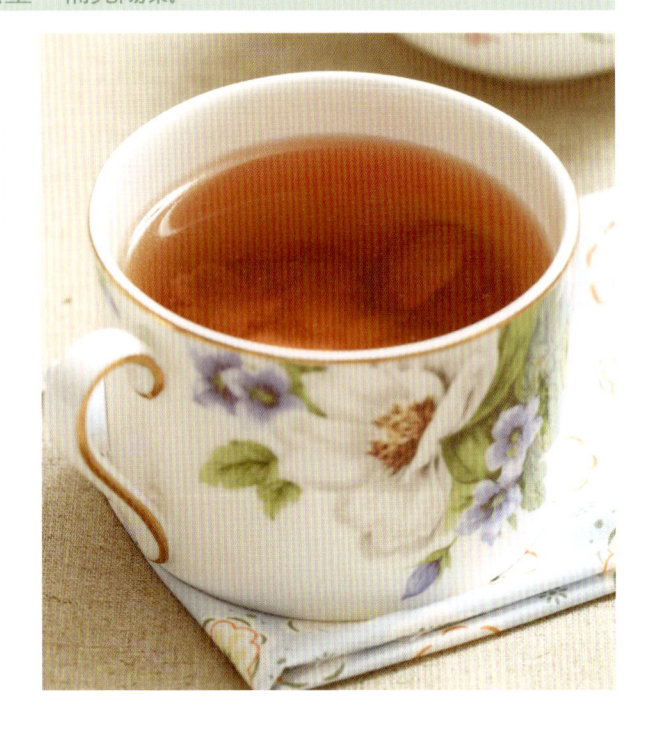

茶飲功效

桂圓肉	+	生薑	+	紅糖	⇒	補充能量、驅寒暖身，緩解陽虛體質者手腳冰涼、胃寒不適
補益作用較強，可養血安神、健脾養心		特有的「薑辣素」能促進血液循環，驅寒暖陽		可活血化瘀、促進血液循環、補充能量		

白芍薑棗茶　補氣血，祛瘀散寒

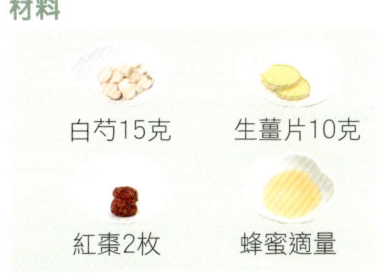

材料
- 白芍15克
- 生薑片10克
- 紅棗2枚
- 蜂蜜適量

泡法
將白芍、生薑片、紅棗一起放入清水鍋中，大火燒沸後改小火煎煮至剩一半水時，關火。待茶湯溫熱後調入蜂蜜即可。

不宜飲用人群
- 孕婦

最佳飲用時間
- 胃寒時
- 下午茶時茶

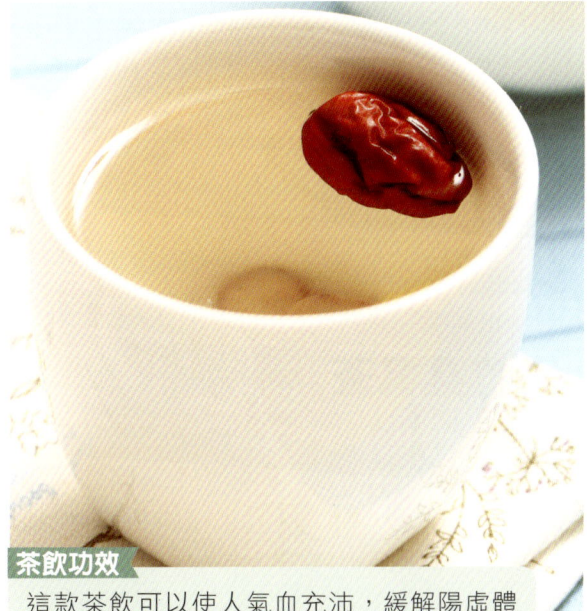

茶飲功效
這款茶飲可以使人氣血充沛，緩解陽虛體質者手腳冰涼的症狀。

杜仲茶　溫腎助陽，調理遺尿、尿頻

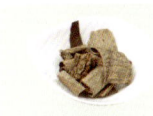

材料
- 杜仲10克
- 金櫻子6克

泡法
將杜仲、金櫻子一起放入杯中，倒入沸水，蓋上蓋子悶泡約8分鐘即可。

不宜飲用人群
- 實火、邪熱者

最佳飲用時間
- 小便頻數時
- 腿膝痿軟時
- 遺精時

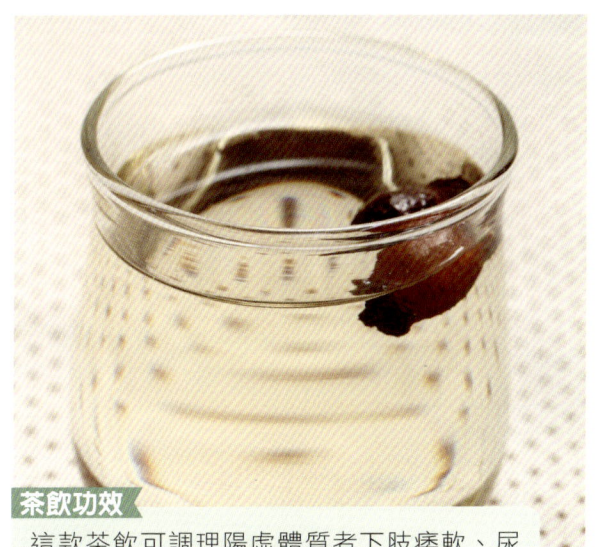

茶飲功效
這款茶飲可調理陽虛體質者下肢痿軟、尿頻等症狀，對男性遺精也有一定療效。

陰虛體質

飲食原則

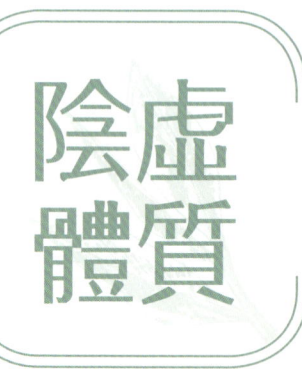

- 多食甘涼滋潤食物,如梨、百合、銀耳、山藥等
- 多食新鮮蔬菜
- 宜吃富含優質蛋白質的食物
- 忌吃辛辣燥熱、煎炸食物,以及脂肪、碳水化合物含量過高的食物

玉竹桑葚茶　滋陰養血,益氣安神

材料

玉竹 6克　桑葚 6克　紅棗 3枚

泡法

將紅棗去核,果肉切成小塊,同玉竹、桑葚一起放入杯中,倒入沸水,蓋上蓋子悶泡約15分鐘即可。

不宜飲用人群
- 脾胃虛寒者
- 大便溏稀者

最佳飲用時間
- 病後體虛時
- 心悸氣短時
- 口乾咽燥時
- 大便乾燥時

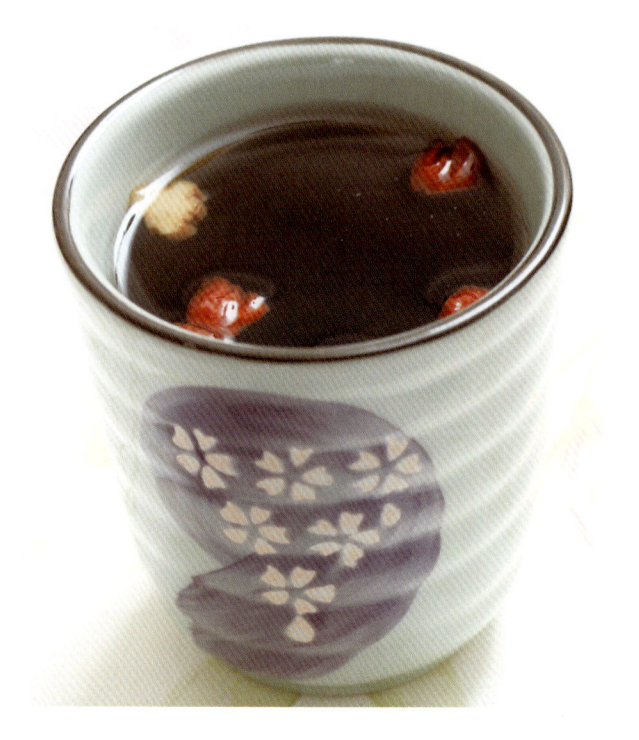

茶飲功效

玉竹	+	桑葚	+	紅棗	▶	
滋陰養血的常用藥材,且作用溫潤		滋陰補血、生津止渴、潤腸燥		滋陰養血、補脾益氣		可調理陰虛體質者心悸氣短、頭暈眼花、口乾咽燥或大便乾燥等症狀

熟地麥冬飲　清熱養陰

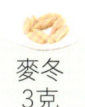

材料

熟地黃 3克　　麥冬 3克

泡法

將熟地黃、麥冬一起放入杯中，倒入沸水，蓋上蓋子悶泡約10分鐘即可。

不宜飲用人群
- 腹瀉者
- 消化不良者
- 腹部脹痛者

最佳飲用時間
- 肺熱乾咳時
- 心煩失眠時

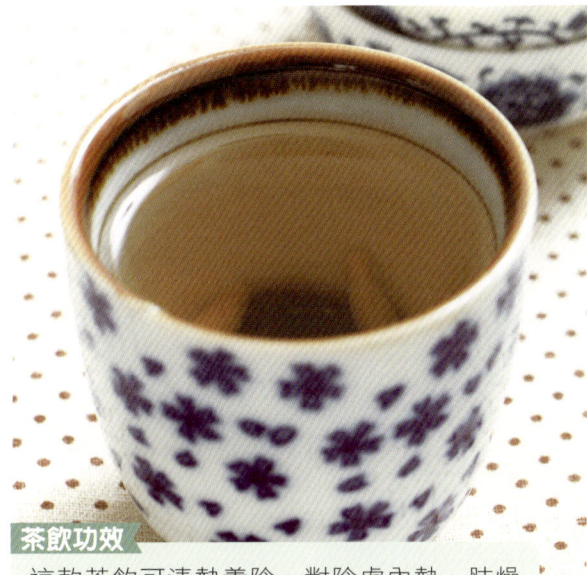

茶飲功效

這款茶飲可清熱養陰，對陰虛內熱、肺燥乾咳、心煩失眠等症狀有益。

西洋蔘蓮子茶　補氣養陰，清熱生津

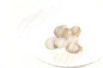

材料

西洋蔘片 5克　　蓮子 6克　　冰糖 適量

泡法

1. 將蓮子放入溫水中，泡發。
2. 將蓮子、西洋蔘片、冰糖、適量清水放入鍋中燒沸，小火煮30分鐘，待茶湯溫熱即可。

不宜飲用人群
- 糖尿病患者

最佳飲用時間
- 睡眠不佳時
- 心煩不適時
- 口乾咽燥時

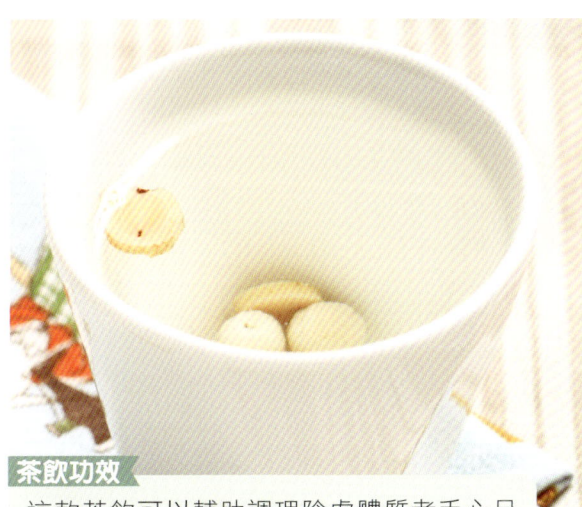

茶飲功效

這款茶飲可以輔助調理陰虛體質者手心足心發熱、心胸煩熱、口乾咽燥、睡眠不佳等症。

金銀玫瑰茶　滋陰理氣，清熱解毒

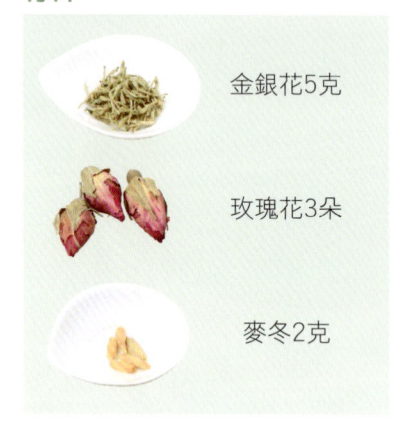

材料

金銀花5克

玫瑰花3朵

麥冬2克

泡法
將所有材料一起放入杯中，倒入沸水，浸泡約5分鐘即可。

不宜飲用人群
- 外感風寒者
- 孕婦
- 腹脹者
- 月經期女性

最佳飲用時間
- 肺熱咳嗽時
- 內火旺導致咽乾、頭暈耳鳴時

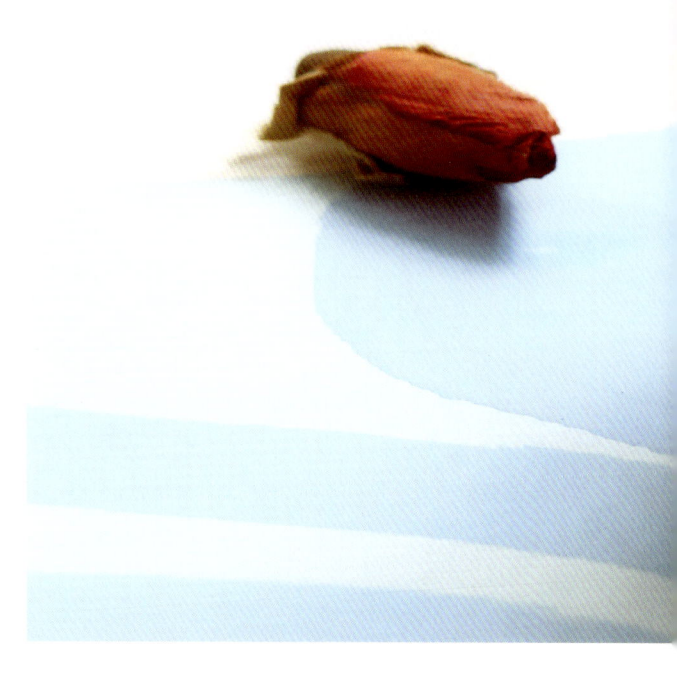

Tips
如果想增強止咳潤肺功效，可在這款茶飲中加入杏仁。

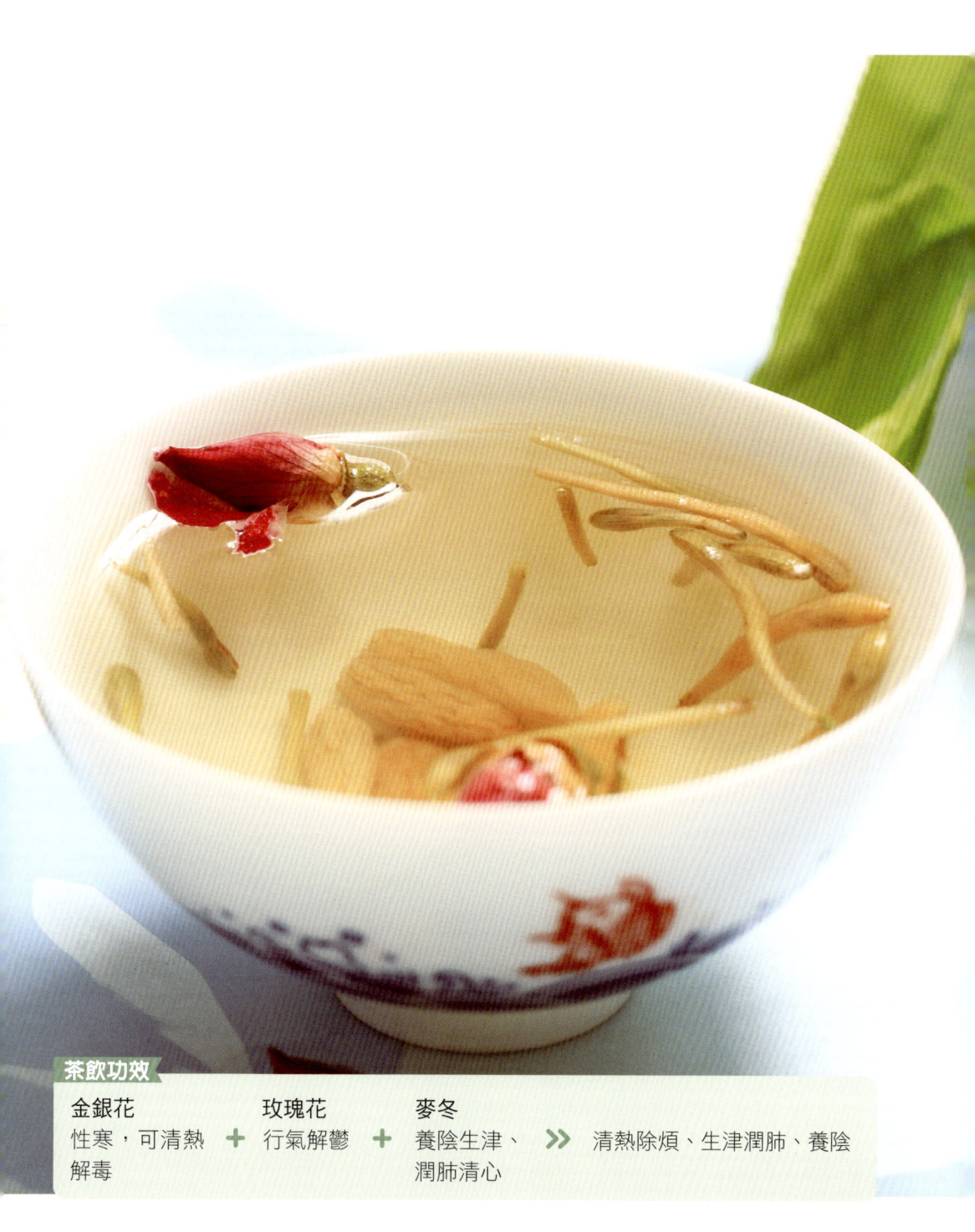

茶飲功效

金銀花
性寒,可清熱解毒

+ 玫瑰花
行氣解鬱

+ 麥冬
養陰生津、潤肺清心

>> 清熱除煩、生津潤肺、養陰潤肺清心

痰濕體質

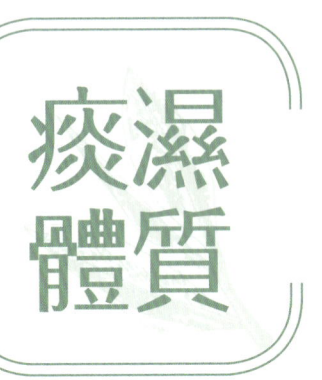

飲食原則
- 飲食要清淡，多食健脾化濕的食物
- 少食苦寒、酸澀食物
- 少食肥甘厚膩食物
- 少喝碳酸飲料
- 忌食生冷、黏滯食物

冬瓜祛濕茶　祛濕，利水，消腫

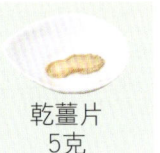

材料
- 乾冬瓜皮 5克
- 乾薑片 5克

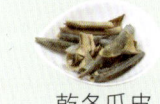

泡法
將乾冬瓜皮、乾薑片一起放入杯中，倒入沸水，蓋上蓋子悶泡5～10分鐘即可。

不宜飲用人群
- 陰虛內熱者
- 血熱者

最佳飲用時間
- 天氣炎熱時
- 口乾煩渴時
- 悶熱不思飲食時

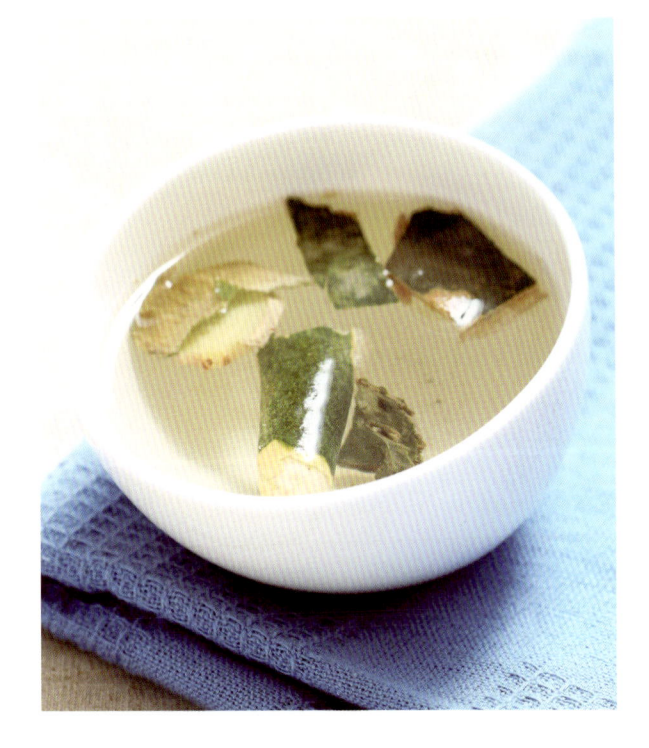

茶飲功效

冬瓜皮
性微寒，具有清熱解毒、利水消腫、祛濕的功效

\+

乾薑
可調和冬瓜皮的寒性，並有溫中散寒、祛濕化痰的作用

»

可清熱利水、祛濕化痰，是痰濕體質者夏季消暑的佳品

陳皮黨蔘麥芽茶　健脾祛濕，調理腸胃

材料

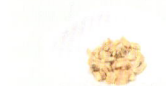

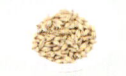

- 黨蔘3克
- 炒麥芽3克
- 陳皮3克
- 白术3克

泡法

將所有材料放入保溫杯中，倒入沸水，蓋上蓋子悶泡15分鐘即可。

不宜飲用人群

- 實證、熱證者

最佳飲用時間

- 消化不良時
- 易出汗時

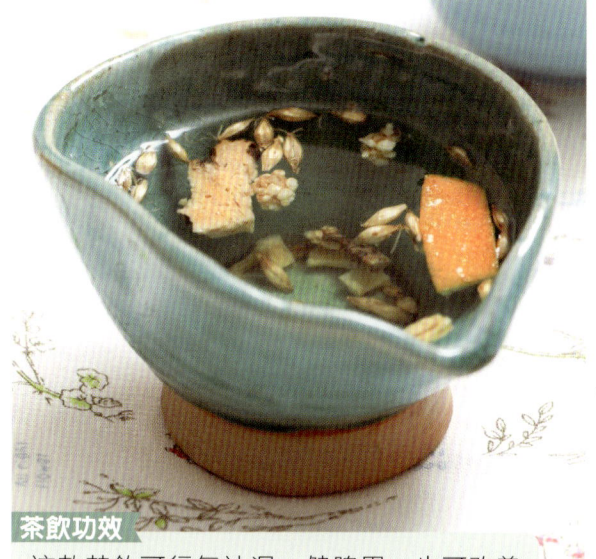

茶飲功效

這款茶飲可行氣祛濕、健脾胃，也可改善痰濕體質易出汗的症狀。

祛濕化痰茶　祛濕利水

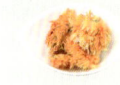

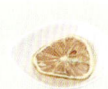

材料

- 金盞花3克
- 乾檸檬1片
- 桂花1克
- 陳皮3克
- 茯苓5克

泡法

將所有材料放入杯中，倒入沸水，蓋上蓋子悶泡3分鐘即可。

不宜飲用人群

- 孕婦
- 體質虛弱者

最佳飲用時間

- 手腳腫脹時
- 小便不利時

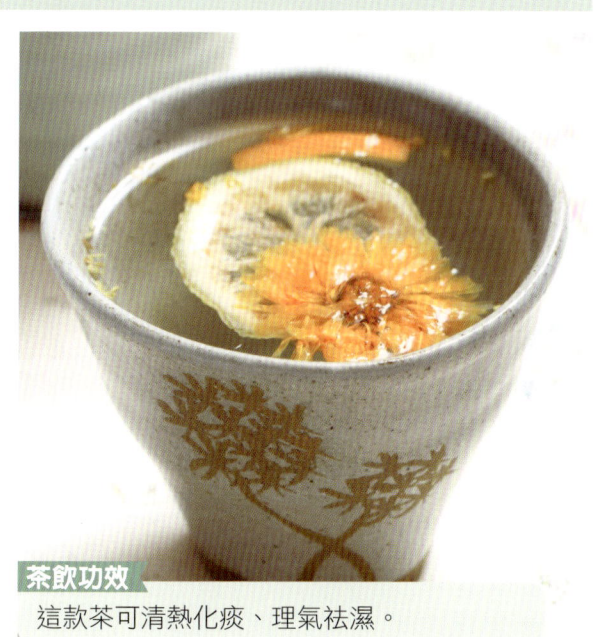

茶飲功效

這款茶可清熱化痰、理氣祛濕。

濕熱體質

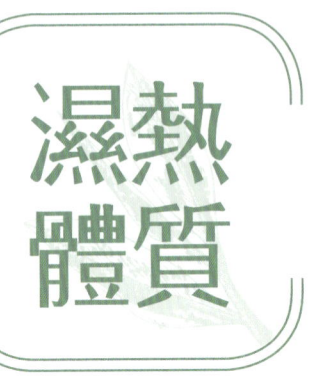

飲食原則
- 🟢 宜食用清熱利濕的食物
- 🔴 少吃肥膩、甜味食物
- 🔴 忌食油炸、煎炒、燒烤食物
- 🔴 忌暴飲暴食、酗酒

祛濕減肥茶　利濕，減肥

材料

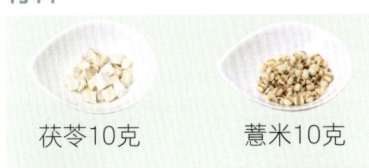

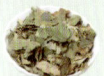

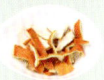

茯苓10克　薏米10克
荷葉6克　白朮6克　陳皮5克

泡法

將所有材料一起放入鍋中，倒入適量清水，大火燒沸後，小火煎煮約20分鐘即可。

不宜飲用人群
- 胃寒怕冷者

最佳飲用時間
- 水腫時
- 超重肥胖時

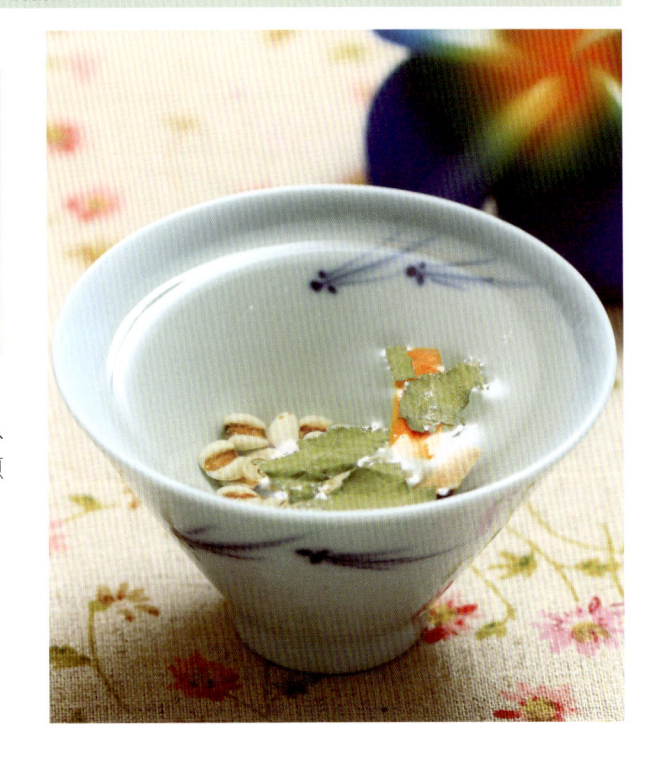

茶飲功效

茯苓	+	薏米	+	荷葉	+	白朮	+	陳皮	≫	利濕、減肥輕身、調理濕熱
健脾、滲濕利水		祛濕利水、瘦身		清暑利濕、減脂輕身		祛濕利水		理氣健脾、祛濕化痰		

50

菊花陳皮烏梅茶

理氣，清肝火

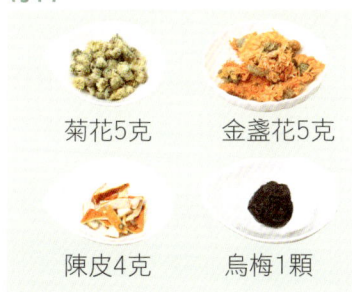

材料

菊花5克　金盞花5克
陳皮4克　烏梅1顆

泡法
將所有材料一起放入杯中，倒入沸水，蓋蓋子悶泡約5分鐘即可。

不宜飲用人群
- 氣虛胃寒者
- 腹瀉者

最佳飲用時間
- 腹脹時
- 疲倦乏力時

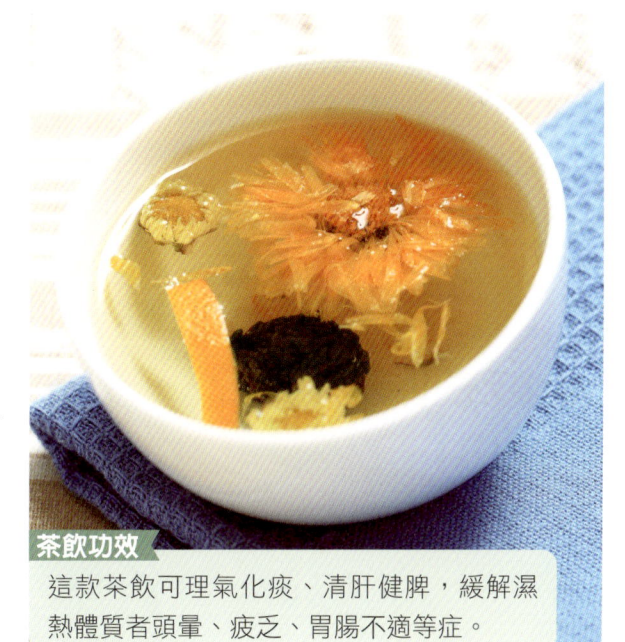

茶飲功效
這款茶飲可理氣化痰、清肝健脾，緩解濕熱體質者頭暈、疲乏、胃腸不適等症。

苦丁梔子紅巧梅茶

清熱瀉火

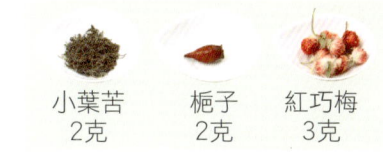

材料

小葉苦2克　梔子2克　紅巧梅3克

泡法
將所有材料一起放入杯中，倒入沸水，浸泡約5分鐘即可。

不宜飲用人群
- 脾胃虛寒者
- 腹瀉者
- 體質虛弱者

最佳飲用時間
- 大便乾硬時
- 尿道感染時

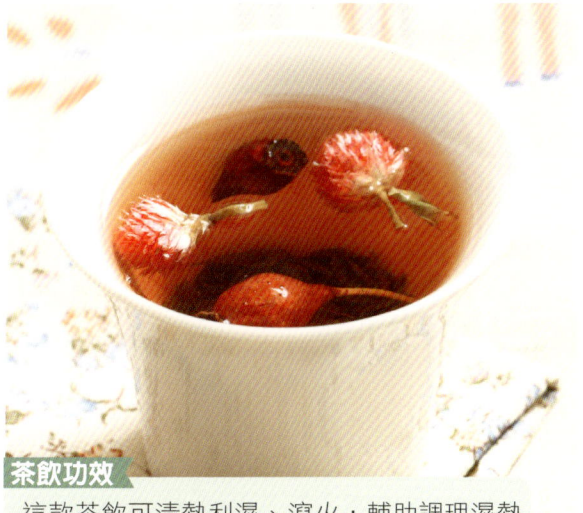

茶飲功效
這款茶飲可清熱利濕、瀉火，輔助調理濕熱體質者內熱旺導致的大便乾硬、小便赤短。

血瘀體質

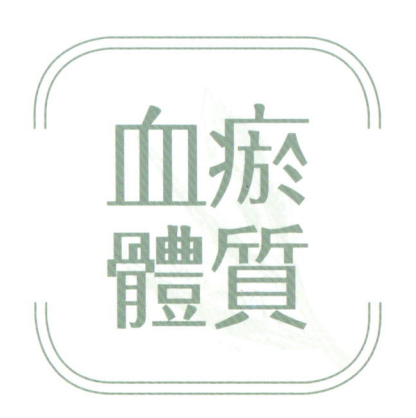

飲食原則
- 宜食具有活血化瘀作用的食物
- 少吃高脂肪、高膽固醇食物
- 忌吃收澀、寒涼的食物

山楂三七茶　散瘀止血，調理腸胃

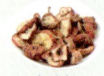

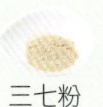

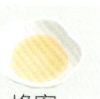

材料
- 山楂 15克
- 三七粉 3克
- 蜂蜜 適量

泡法
1. 將山楂片放入鍋中，加入約500毫升清水，大火燒沸，小火煎煮約15分鐘，加入三七粉拌勻。
2. 待茶湯溫熱後，調入蜂蜜即可。

不宜飲用人群
- 體質燥熱者
- 孕婦

最佳飲用時間
- 腹部脹滿時
- 腹瀉時
- 胃潰瘍伴有少量出血時

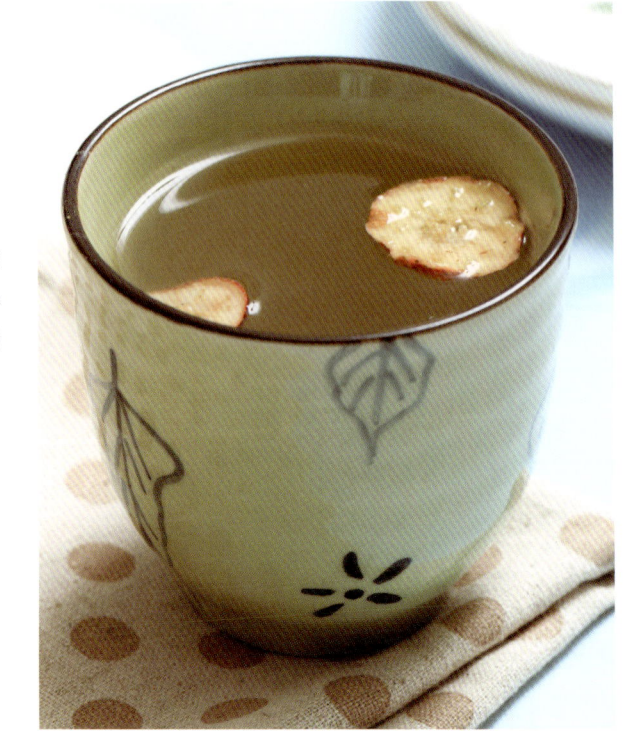

茶飲功效

山楂	+	三七粉	»	調理血瘀體質者腸胃疼痛不適症狀
行氣散瘀、健胃消食、助消化		活血散瘀、止血、消腫止痛		

丹參茶　活血調經

材料

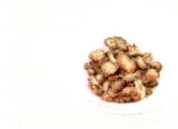

丹參3克

泡法

將丹參放入杯中，倒入沸水，浸泡約5分鐘即可。

不宜飲用人群
- 虛寒體質者
- 孕婦

最佳飲用時間
- 心悸不安時
- 心煩失眠時
- 心肌缺血時

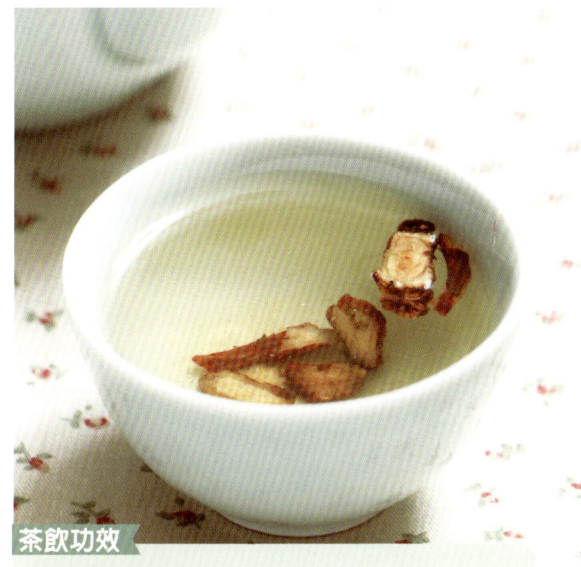

茶飲功效

丹參含有的植物化學物有助於活血化瘀，擴張冠狀動脈，改善心肌缺血。

當歸黃耆茶　活血化瘀，養氣血

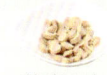

材料

黃耆5克　當歸5克　紅棗3枚

泡法

將黃耆、當歸、紅棗放入杯中，倒入沸水，蓋上蓋子悶泡約10分鐘即可。

不宜飲用人群
- 月經量過多者
- 有出血傾向者

最佳飲用時間
- 臉上氣色不好時
- 血瘀氣滯導致的消化不良時

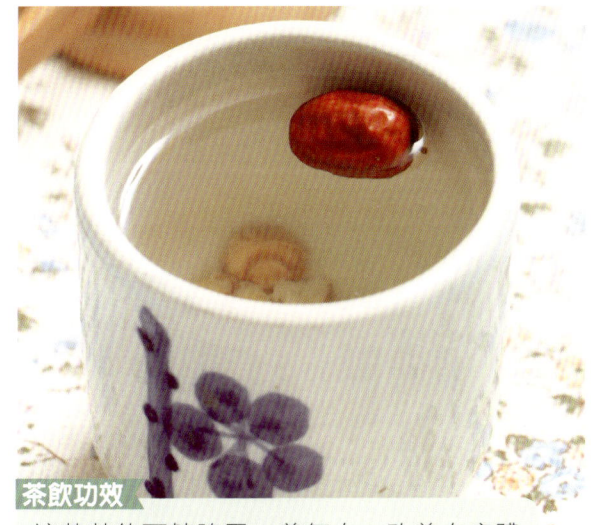

茶飲功效

這款茶飲可健脾胃、養氣血，改善血瘀體質者臉色晦暗的狀況。

氣鬱體質

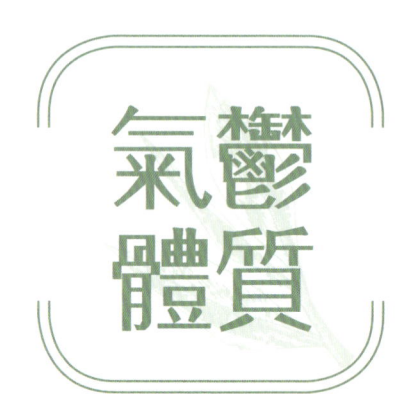

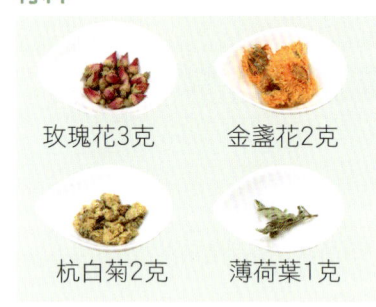

飲食原則
- 宜食具有理氣解鬱、調理脾胃的食物
- 少食收斂酸澀、寒涼的食物
- 睡前忌飲茶、咖啡等提神飲料

玫瑰金盞菊花茶　理氣解鬱

材料

- 玫瑰花3克
- 金盞花2克
- 杭白菊2克
- 薄荷葉1克

泡法
將所有材料一起放入杯中，倒入沸水，浸泡3～5分鐘即可。

不宜飲用人群
- 孕婦

最佳飲用時間
- 腹部脹滿時
- 腹瀉時

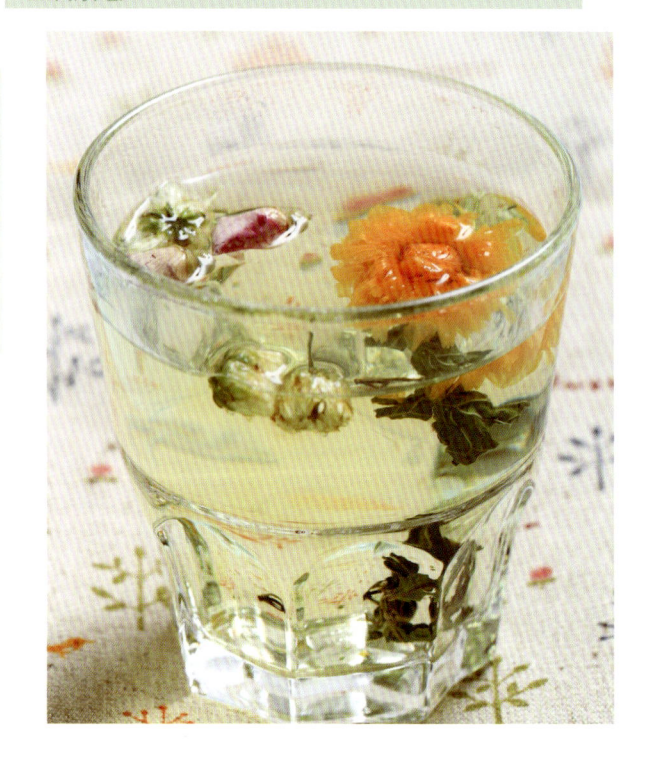

茶飲功效

玫瑰花	金盞花	杭白菊	薄荷葉	
通經活絡、理氣解鬱、活血散瘀	+ 消炎殺菌、促進血液循環、緩解經痛	+ 調氣理血，平肝明目，疏散清瀉	+ 疏散風熱	» 緩解氣鬱體質者情緒抑鬱等症狀

陳皮甘草茶　健脾胃，助消化

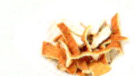

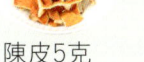

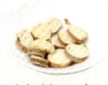

材料

陳皮5克　　甘草5克

泡法

將陳皮、甘草一起放入杯中，倒入沸水，蓋上蓋子悶泡約8分鐘即可。

不宜飲用人群
- 體內燥熱者
- 水腫者

最佳飲用時間
- 脾胃氣滯、腹脹時
- 飲食減少、消化不良時

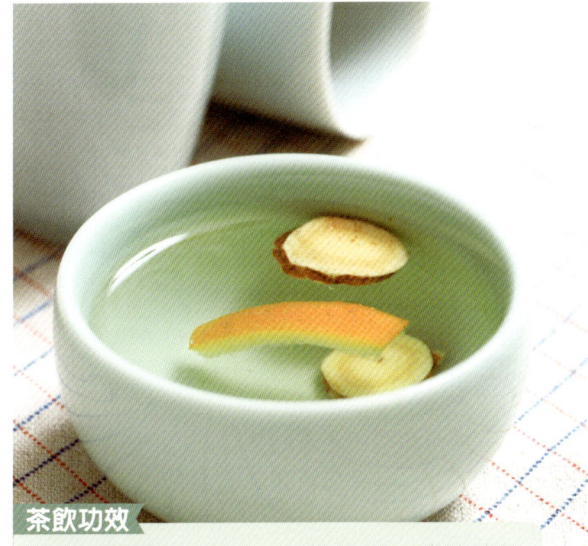

茶飲功效

這款茶飲氣味芳香，可健脾胃，消除脾胃氣滯、腹部脹滿。

山楂茶　活血化瘀

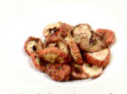

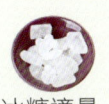

材料

山楂片5克　　冰糖適量

泡法

將山楂片、冰糖一起放入杯中，倒入沸水，蓋上蓋子悶泡5分鐘左右，調勻即可。

不宜飲用人群
- 胃酸過多者
- 孕婦

最佳飲用時間
- 面色無華時
- 血瘀氣滯導致的消化不良時

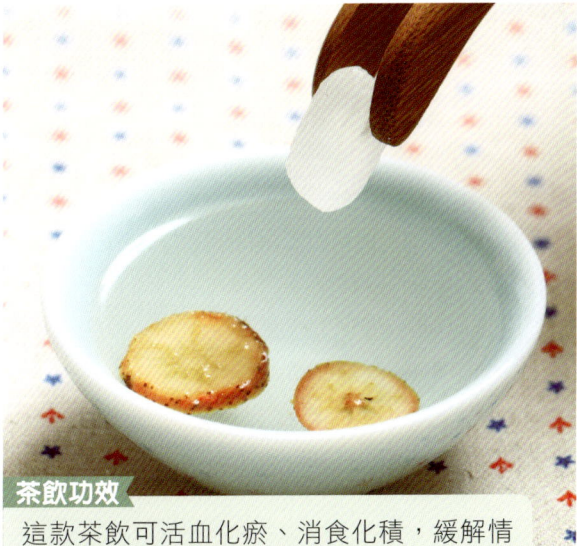

茶飲功效

這款茶飲可活血化瘀、消食化積，緩解情緒不佳導致的腸胃功能紊亂。

特稟體質

飲食原則
- 飲食清淡，粗細、葷素合理搭配
- 多吃益氣固表的食物
- 少食蕎麥、蠶豆、海鮮等含致敏物質的食物及腥發之物
- 忌酒和咖啡

紫蘇菊花茶　消炎鎮痛，抗過敏

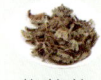

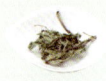

材料

紫蘇葉 3克　野菊花 3克　薄荷葉 3克

泡法

將所有材料一起放入杯中，倒入沸水，浸泡3～5分鐘即可。

不宜飲用人群
- 氣虛體弱者

最佳飲用時間
- 皮膚過敏時
- 痢疾腹瀉時
- 咽喉疼痛時

Tips

紫蘇葉可以單獨泡飲，進食海鮮後出現輕度腹瀉時，可立即飲用熱紫蘇茶。

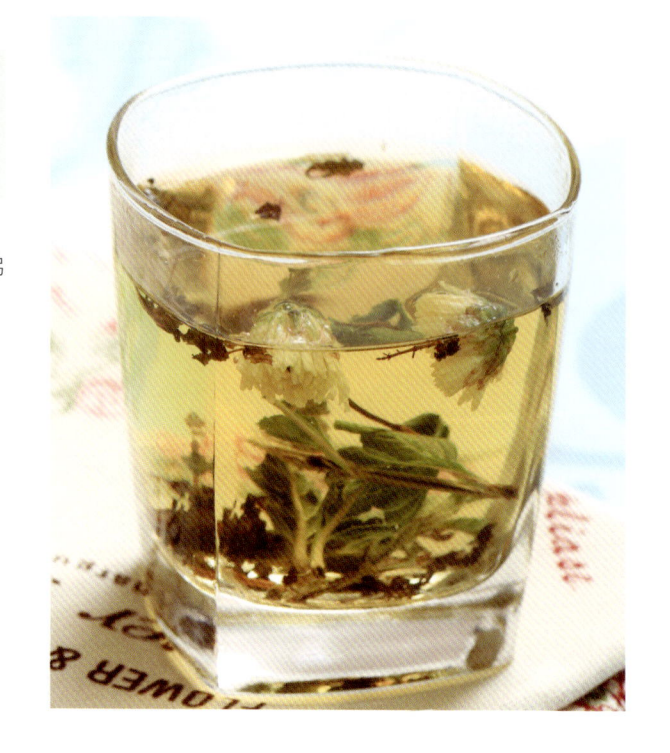

茶飲功效

紫蘇葉	+	野菊花	+	薄荷葉	»	消炎鎮痛、抗過敏
含有揮發油、黃酮類、酚酸類等成分，有抗炎、抗過敏的作用		消炎解毒、消腫		散風熱		

黃耆桂花茶　緩解過敏反應

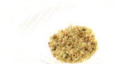

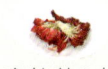

材料
- 桂花1克
- 康仙花2克
- 絞股藍2克
- 黃耆5克
- 枸杞子5克

泡法
將所有材料一起放入杯中，倒入沸水，蓋上蓋子悶泡約5分鐘即可。

不宜飲用人群
- 脾虛大便溏稀者

最佳飲用時間
- 出現過敏反應時
- 緊張頭痛時

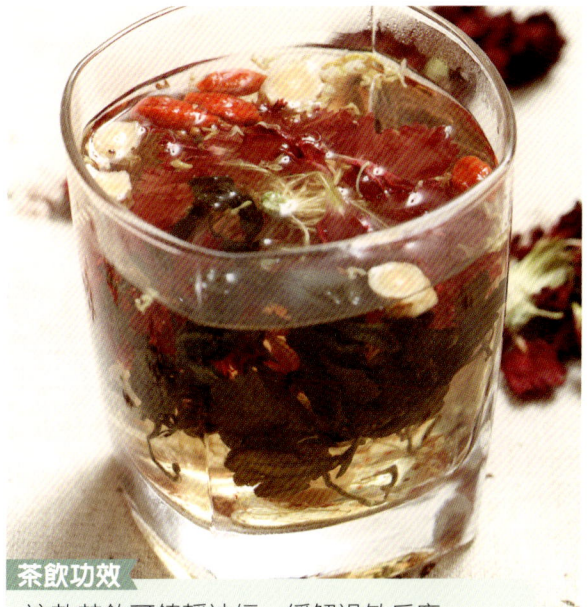

茶飲功效　這款茶飲可鎮靜神經，緩解過敏反應。

甘草蒲公英茶　消炎抗菌

材料
- 甘草8克
- 金盞花2克
- 蒲公英2克

泡法
將所有材料一起放入杯中，倒入沸水，蓋上蓋子悶泡3～5分鐘即可。

不宜飲用人群
- 孕婦

最佳飲用時間
- 皮膚過敏時
- 上呼吸道感染時
- 眼睛疲勞、有炎症時

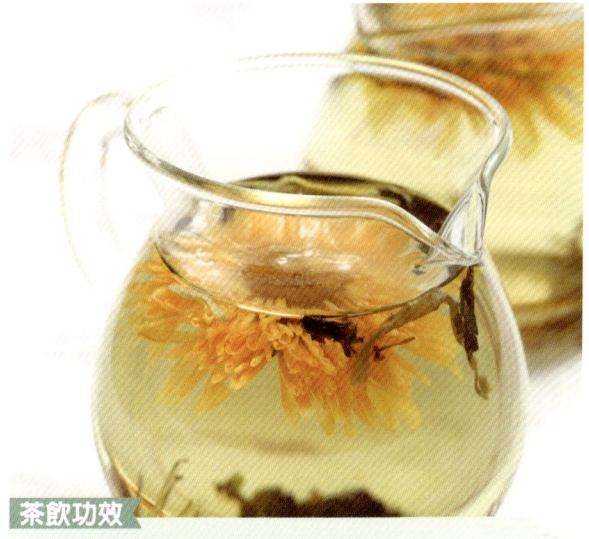

茶飲功效　這款茶飲可抗菌消炎，增強機體抵抗力，輔助調理多種炎症。

其他適合九大體質調理的茶飲範例

體質	茶飲	配方
平和體質	銀耳木瓜茶	銀耳＋青木瓜
氣虛體質	紅棗桂圓茶	紅棗＋桂圓
	桂皮山楂茶	桂皮＋山楂＋紅糖
	黨蔘茯苓茶	黨蔘＋茯苓
陽虛體質	肉桂良薑茶	肉桂＋高良薑＋當歸＋厚樸＋人蔘＋紅茶
	桂花紅棗茶	桂花＋紅棗＋桂圓
	杜仲蓯蓉茶	杜仲＋肉蓯蓉＋桑寄生＋紅茶
	核桃茶	核桃仁＋紅茶＋紅棗＋桂圓肉
陰虛體質	玉竹沙蔘養陰茶	玉竹＋沙蔘＋麥冬＋生地黃
	石斛茶	石斛＋冰糖
	烏龍棗仁茶	烏龍茶＋酸棗仁＋紅棗＋枸杞子
	生地烏梅茶	生地黃＋烏梅
痰濕體質	黃耆茯苓茶	黃耆＋茯苓＋甘草＋蜂蜜
	薏米紅豆茶	薏米＋紅豆
	荷葉茶	荷葉
	茵陳厚樸茶	茵陳＋厚朴＋天竺黃
濕熱體質	雙花茶	菊花＋玫瑰花
	銀菊山楂茶	菊花＋金銀花＋桑葉＋山楂
血瘀體質	補氣山楂茶	山楂＋紅糖
	丹蔘血藤茶	丹蔘＋雞血藤
	鬱金延胡茶	鬱金＋延胡索
氣鬱體質	佛手茶	佛手
	玫瑰花奶茶	紅茶＋玫瑰花＋牛奶＋蜂蜜
	黃花合歡茶	黃花菜＋合歡花
特稟體質	薄荷荊芥止癢茶	薄荷＋荊芥

Part 3

日常保健茶飲
小茶方大健康

養心

飲食原則
- 飲食以低脂、低鈉、清淡為主
- 多吃蔬菜、水果及粗糧
- 少吃油炸和辛辣食物
- 忌煙酒、濃茶

桂圓蓮子飲　補心脾，養氣血

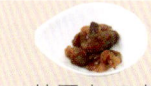

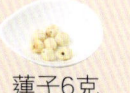

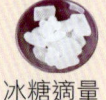

材料
- 桂圓肉15克
- 蓮子6克
- 紅棗5枚
- 冰糖適量

泡法
1. 將蓮子用水泡發，去心。
2. 紅棗洗淨、去核，與蓮子、桂圓肉一起放入鍋中，倒入適量清水，大火燒沸，小火煎煮至蓮子熟爛，加入冰糖調味即可。

不宜飲用人群
- 內熱較旺者

最佳飲用時間
- 心煩失眠時
- 夜寐多夢時
- 貧血時
- 疲乏時

茶飲功效

桂圓肉	蓮子	紅棗	補心脾、養氣血
性溫，味甘，歸心、脾經，可益心脾、補氣血	性平，味甘澀，歸心、脾、腎經，可養心安神、補脾止瀉	補中益氣、養血安	補心脾、養氣血

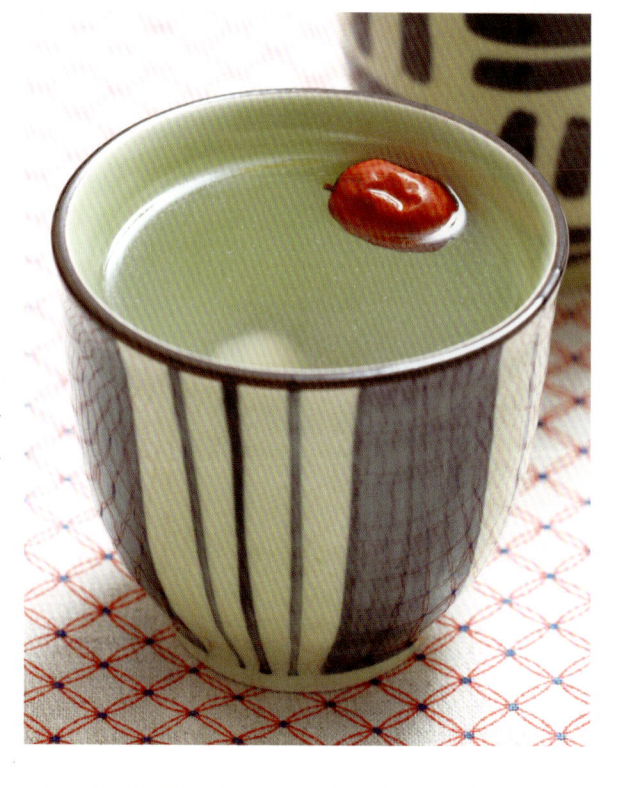

枸杞百合養心茶　補虛安神，清熱養陰

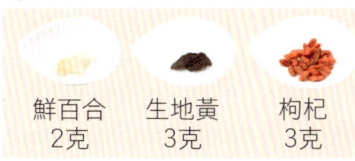

材料

鮮百合 2克　　生地黃 3克　　枸杞 3克

泡法

將所有材料一起放入杯中，倒入沸水，蓋上蓋子悶泡8分鐘即可。

不宜飲用人群
- 脾虛便溏者
- 腹脹滿者

最佳飲用時間
- 頭暈目眩時
- 煩躁不安時
- 睡眠不佳時
- 虛勞咳嗽時

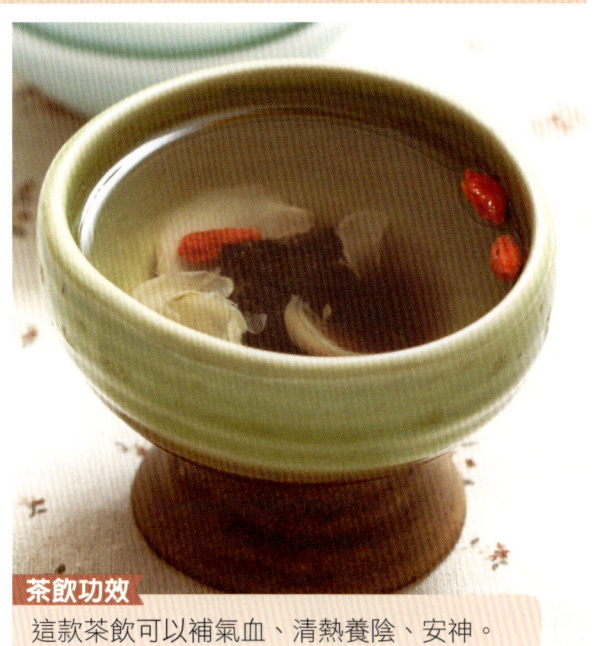

茶飲功效

這款茶飲可以補氣血、清熱養陰、安神。

蓮子清心茶　清熱去火，除煩安神

材料

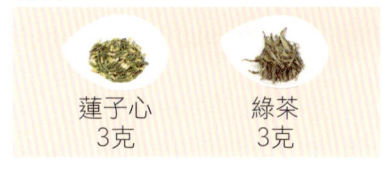

蓮子心 3克　　綠茶 3克

泡法

將蓮子心、綠茶一起放入杯中，倒入沸水，蓋上蓋子悶泡3～5分鐘即可。

不宜飲用人群
- 脾胃虛寒者

最佳飲用時間
- 心煩頭暈時
- 加班熬夜後
- 眼睛紅腫時

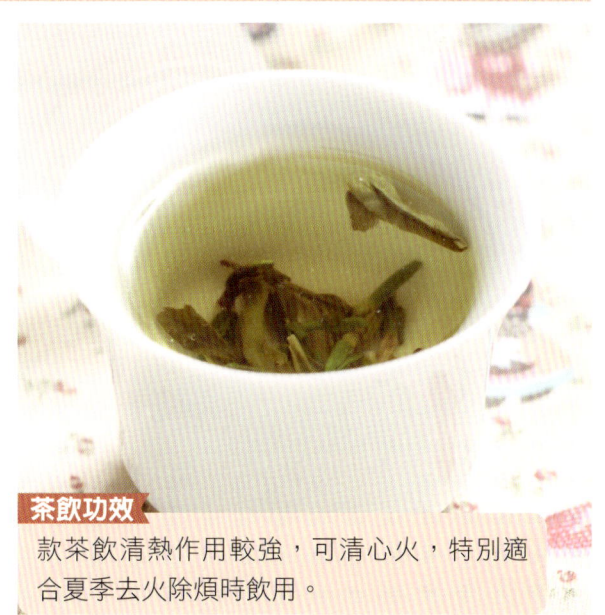

茶飲功效

款茶飲清熱作用較強，可清心火，特別適合夏季去火除煩時飲用。

護肝

飲食原則
- 均衡飲食，適當多吃新鮮蔬果，特別是綠色蔬果
- 宜清淡、低脂飲食
- 忌食辛辣食物、醃製食物

杞菊烏龍養肝茶

清肝火，明目潤肺

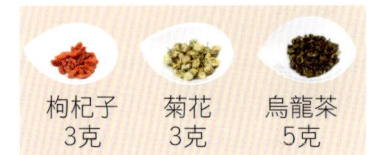

材料

| 枸杞子 3克 | 菊花 3克 | 烏龍茶 5克 |

泡法
將所有材料一起放入杯中，倒入沸水，蓋上蓋子悶泡約3分鐘即可。

不宜飲用人群
- 脾胃虛弱者
- 消化不良者

最佳飲用時間
- 熬夜時
- 長時間使用電腦時
- 血脂較高時
- 飲食油膩後

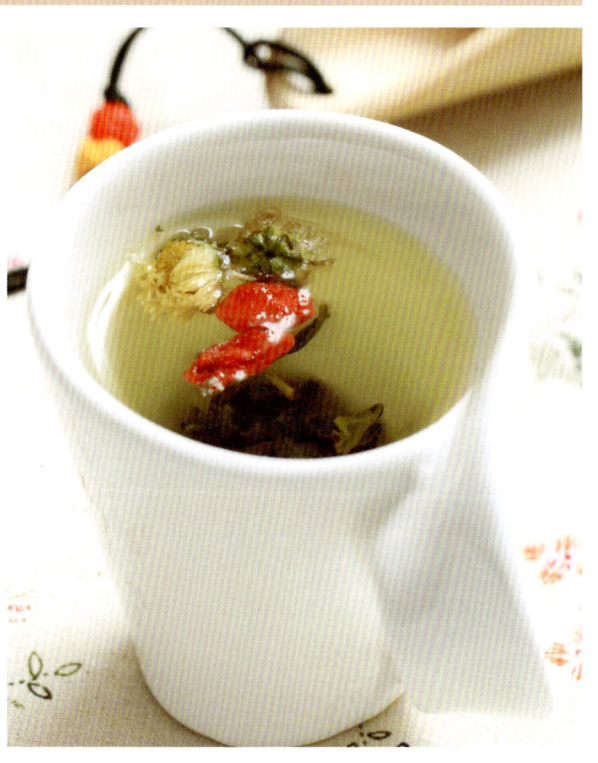

茶飲功效

枸杞子
養肝明目、滋補肝腎
＋
菊花
散風清熱、清肝火、明目
＋
烏龍茶
調脂護肝
》》
清火養肝，適宜春秋季養肝保健

黨蔘枸杞茶　補肝，益氣血

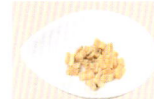

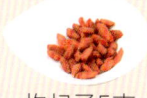

材料
- 黨蔘2克
- 枸杞子5克

泡法
將黨蔘、枸杞子一起放入杯中，倒入沸水，蓋上蓋子悶泡約5分鐘即可。

不宜飲用人群
- 體質偏熱者
- 感冒發熱者
- 腹瀉者

最佳飲用時間
- 氣血虧虛、心煩時
- 勞累疲乏時

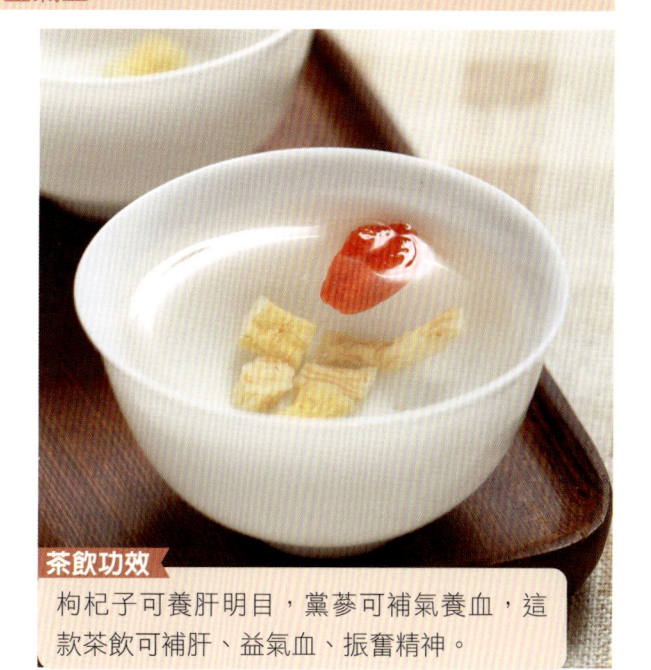

茶飲功效
枸杞子可養肝明目，黨蔘可補氣養血，這款茶飲可補肝、益氣血、振奮精神。

三花行氣茶　疏肝行氣，降脂減肥

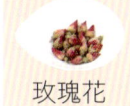

材料
- 玫瑰花 3克
- 桂花 3克
- 洛神花 2克

泡法
將所有材料一起放入杯中，倒入沸水，浸泡3～5分鐘即可。

不宜飲用人群
- 胃酸較多者
- 孕婦

最佳飲用時間
- 生氣後肝區脹痛時
- 情緒不佳、胸悶不適時

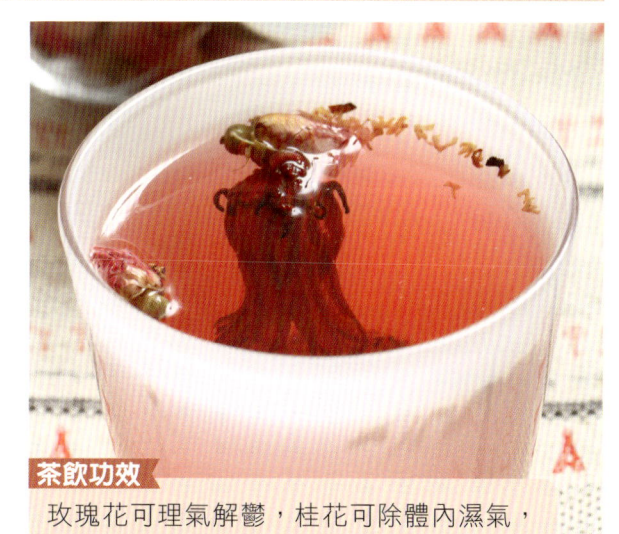

茶飲功效
玫瑰花可理氣解鬱，桂花可除體內濕氣，洛神花有益於調節血脂。這款茶飲有助於疏肝理氣、降脂祛濕。

潤肺

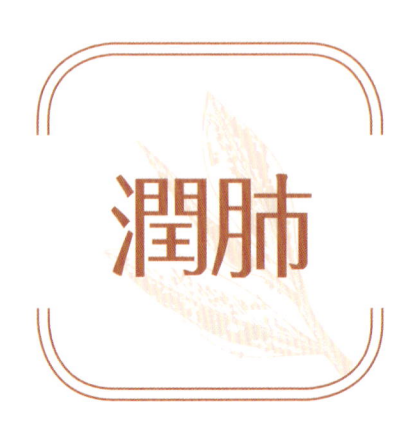

飲食原則
- 宜食富含水分、維生素的蔬果
- 宜食滋陰祛燥、潤肺化痰的食物,如梨、蘿蔔、銀耳等
- 忌食大熱、大寒的食物

百合枇杷葉茶 化痰止咳

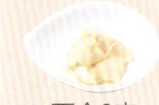

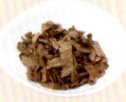

材料

百合6克　枇杷葉5克

泡法
將百合、枇杷葉一起放入杯中,倒入沸水,蓋上蓋子悶泡約8分鐘即可。

不宜飲用人群
- 體質虛寒者

最佳飲用時間
- 肺熱痰多時
- 咳嗽嘔吐時

Tips
這款茶飲還可以用款冬花代替百合,加入適量蜂蜜,化痰止咳的功效同樣不錯。

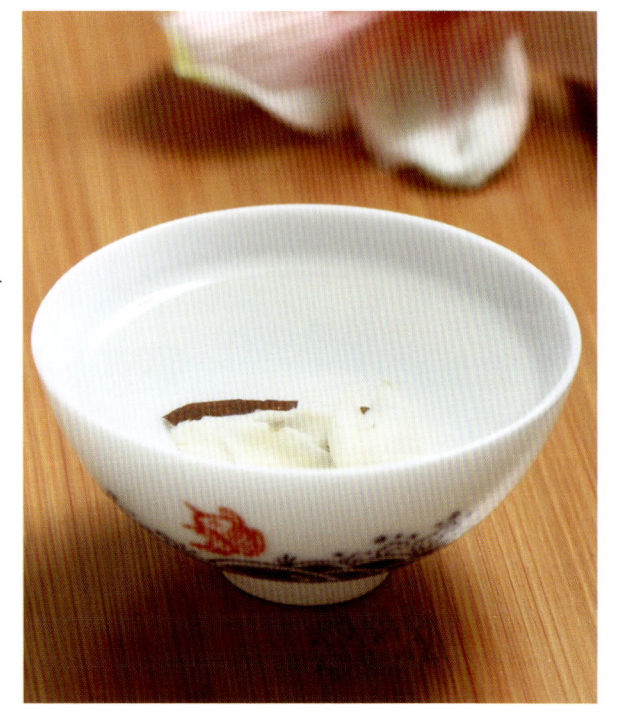

茶飲功效

百合	+	枇杷葉	»	清熱養陰、潤肺止咳
清熱解毒、潤肺止咳		鎮咳、祛痰、平喘,可清肺熱、化痰		

冰糖梨水　清肺潤燥

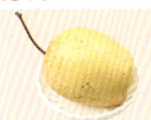

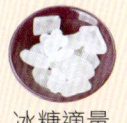

材料
- 雪梨1個
- 冰糖適量

泡法
1. 將雪梨洗淨，去核，果肉切塊。
2. 將雪梨塊、冰糖一起放入鍋中，倒入適量清水，大火燒沸後，小火煎煮5～8分鐘即可。

不宜飲用人群
- 外感風寒咳嗽者
- 體質虛寒者

最佳飲用時間
- 肺熱咳嗽時
- 秋季天氣乾燥時

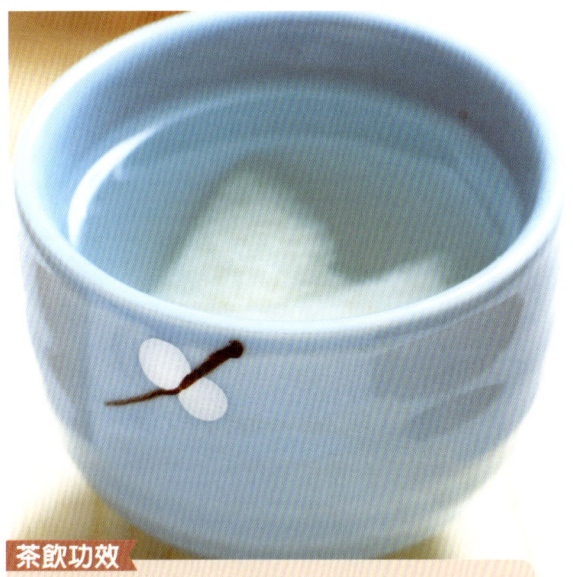

茶飲功效
雪梨和冰糖可滋陰潤燥、清熱化痰，這款茶飲對肺熱咳嗽有較好的輔助調理效果。

甘草天冬茶　祛痰止咳，養陰潤肺

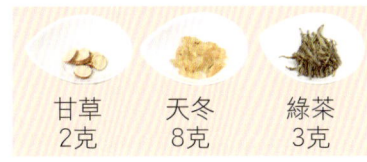

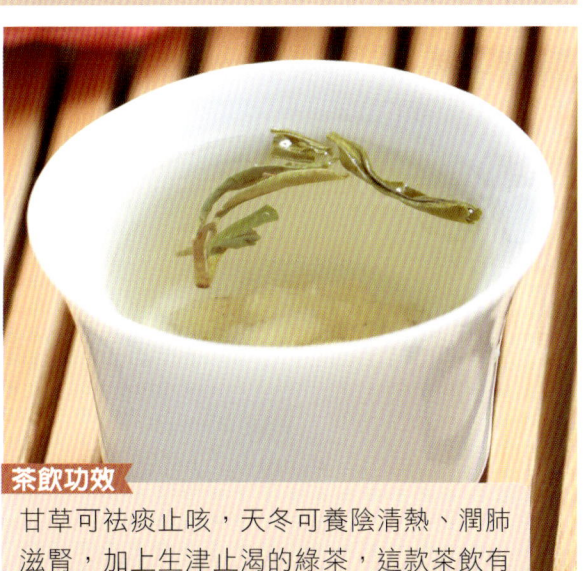

材料
- 甘草 2克
- 天冬 8克
- 綠茶 3克

泡法
將甘草、天冬一起放入杯中，倒入沸水，蓋上蓋子悶泡5～8分鐘，然後加入綠茶，泡2～3分鐘即可。

不宜飲用人群
- 水腫者
- 孕婦

最佳飲用時間
- 乾咳時
- 患肺氣腫時

茶飲功效
甘草可祛痰止咳，天冬可養陰清熱、潤肺滋腎，加上生津止渴的綠茶，這款茶飲有助於化痰止咳、養陰潤肺。

養血

飲食原則
- 宜食富含維生素C、優質蛋白質、鐵的食物
- 忌飲食單一
- 忌食冰冷食物
- 忌飯後飲濃茶

紅棗玫瑰花茶 補氣養血

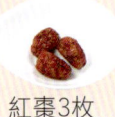

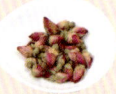

材料

紅棗3枚　　玫瑰花5克

泡法

1. 將紅棗洗淨，去核，果肉切成小塊。
2. 將紅棗果肉、玫瑰花一起放入茶杯中，倒入沸水，蓋上蓋子悶泡約5分鐘即可。

不宜飲用人群
- 內熱者

最佳飲用時間
- 面色不好時
- 心情鬱悶時

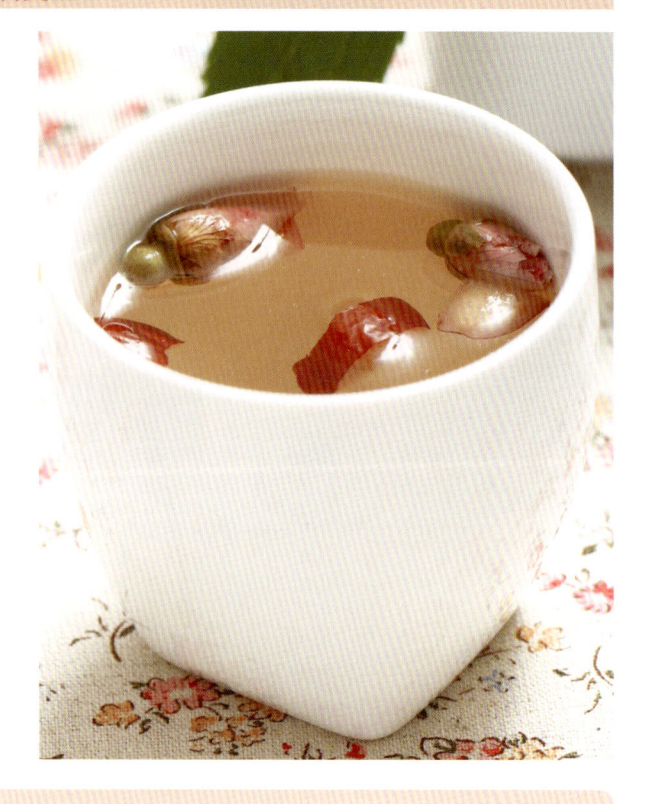

茶飲功效

紅棗	玫瑰花	
具有補中益氣、養血安神的功效	性溫，可理氣解鬱、通經活絡，有疏肝養血的作用	補氣養血、活血潤膚

紅棗紅茶　養血安神

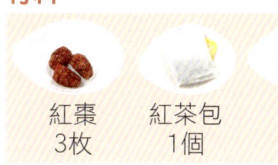

材料
| 紅棗 3枚 | 紅茶包 1個 | 紅糖 適量 |

泡法
將紅棗洗淨，去核，果肉切小塊，與紅茶包、紅糖一起放入杯中，倒入沸水，蓋上蓋子悶泡3～5分鐘，調勻即可。

不宜飲用人群
- 月經量較多的女性
- 容易上火者
- 糖尿病患者

最佳飲用時間
- 貧血時
- 氣血虛弱導致疲倦乏力時

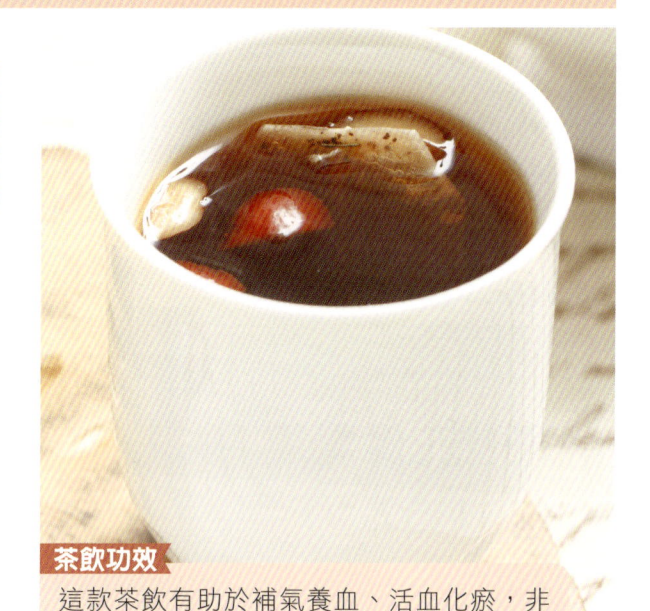

茶飲功效
這款茶飲有助於補氣養血、活血化瘀，非常適合女性飲用。

紅豆養血茶　補氣養血

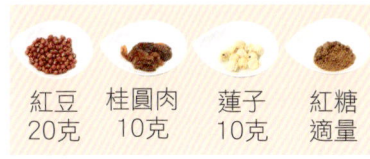

材料
| 紅豆 20克 | 桂圓肉 10克 | 蓮子 10克 | 紅糖 適量 |

泡法
1. 蓮子、紅豆洗淨，浸泡2小時。
2. 鍋內放紅豆、蓮子，加適量水燒沸，轉小火煮1小時，加桂圓肉再煮30分鐘，調入紅糖即可。

不宜飲用人群
- 內熱較旺者

最佳飲用時間
- 氣血兩虧時
- 心煩不安時
- 四肢冰涼、血液循環差

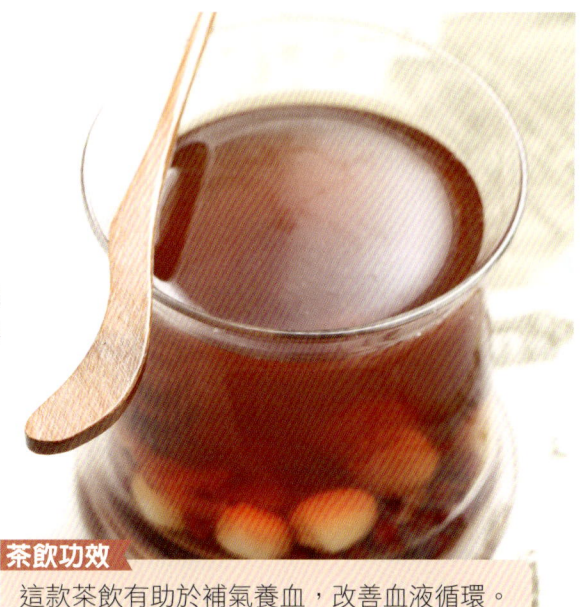

茶飲功效
這款茶飲有助於補氣養血，改善血液循環。

健脾胃

飲食原則
- 飲食規律，細嚼慢嚥，宜食用質地軟、易消化的食物
- 飲食宜低脂，富含維生素，並有適量蛋白質，含有足夠的熱量
- 忌對腸胃產生強烈刺激的食物，如冷飲、辛辣食品
- 忌暴飲暴食
- 忌食塊大、堅硬的食物

茉莉桂花健胃茶
暖胃健脾

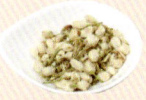

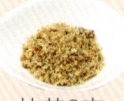

材料
茉莉花3克　桂花3克

泡法
將茉莉花、桂花一起放入杯中，倒入沸水，浸泡3～5分鐘即可。

不宜飲用人群
- 甲狀腺亢進患者

最佳飲用時間
- 胃寒不適時
- 食慾不佳時
- 腹脹不適時

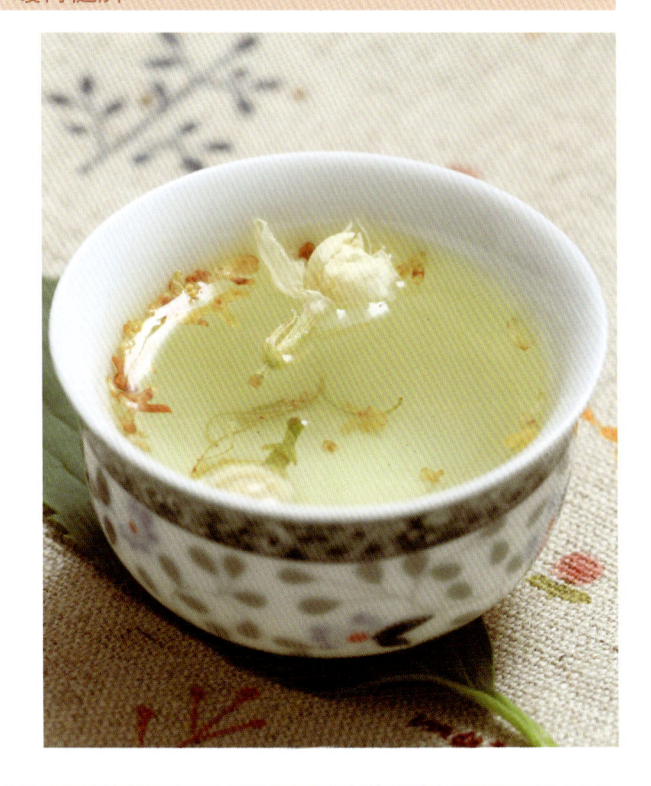

茶飲功效

茉莉花	桂花	
開鬱和胃、醒脾健胃	+ 通經活絡，散寒暖胃	⇒ 醒脾健胃、散寒活血

太子蔘烏梅茶　健脾胃

材料

太子蔘 6克　甘草 3克　烏梅 3顆　冰糖 適量

泡法

將所有材料一起放入杯中，倒入沸水，蓋上蓋子悶泡約8分鐘即可。

不宜飲用人群
- 水腫者

最佳飲用時間
- 食慾缺乏時
- 病後體虛時
- 盜汗時

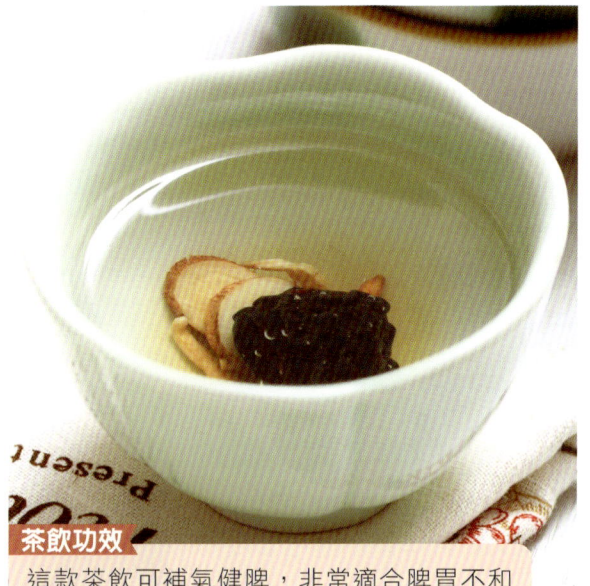

茶飲功效

這款茶飲可補氣健脾，非常適合脾胃不和時飲用。

山楂大麥茶　健脾胃，消脂減肥

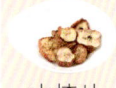

材料

山楂片 5克　大麥茶 8克　陳皮 2克

泡法

將所有材料一起放入杯中，倒入沸水，蓋上蓋子悶泡約5分鐘即可。

不宜飲用人群
- 月經期女性

最佳飲用時間
- 進食油膩食物後
- 消化不良時
- 肥胖時

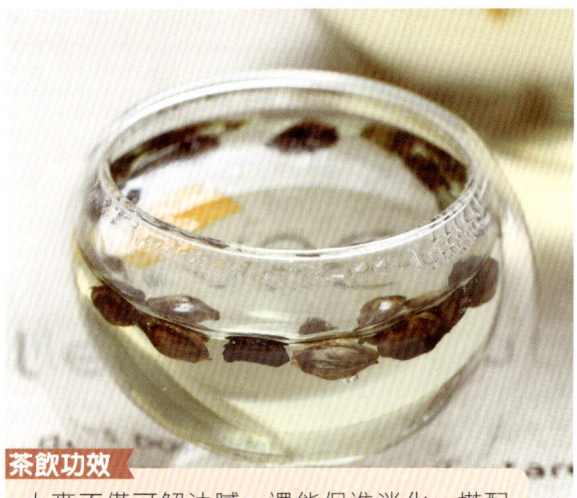

茶飲功效

大麥不僅可解油膩，還能促進消化，搭配有健胃消積作用的山楂和陳皮，這款茶飲有助於健脾胃、消脂減肥。

去火

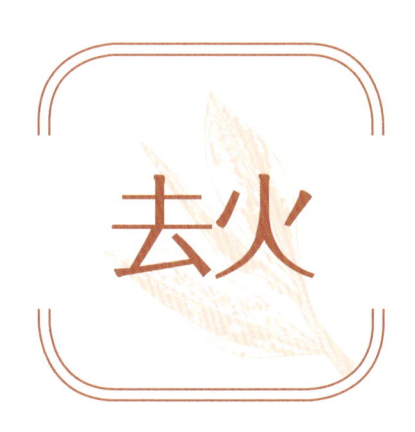

飲食原則
- 宜食清淡、清熱食物
- 多喝水
- 多食新鮮綠葉蔬菜,以及富含膳食纖維、維生素的穀物
- 忌食辛辣、煎炸類食物
- 忌煙酒

桑菊綠茶飲　清肝,去肺火

材料

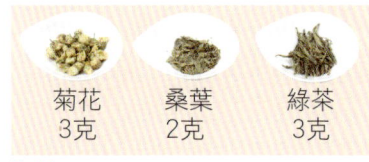

菊花 3克　桑葉 2克　綠茶 3克

泡法

將菊花、桑葉、綠茶一起放入杯中,倒入沸水,浸泡3～5分鐘即可。

不宜飲用人群
- 脾胃虛寒者
- 腹瀉者

最佳飲用時間
- 熬夜加班時
- 外感風熱感冒時
- 目赤昏花時

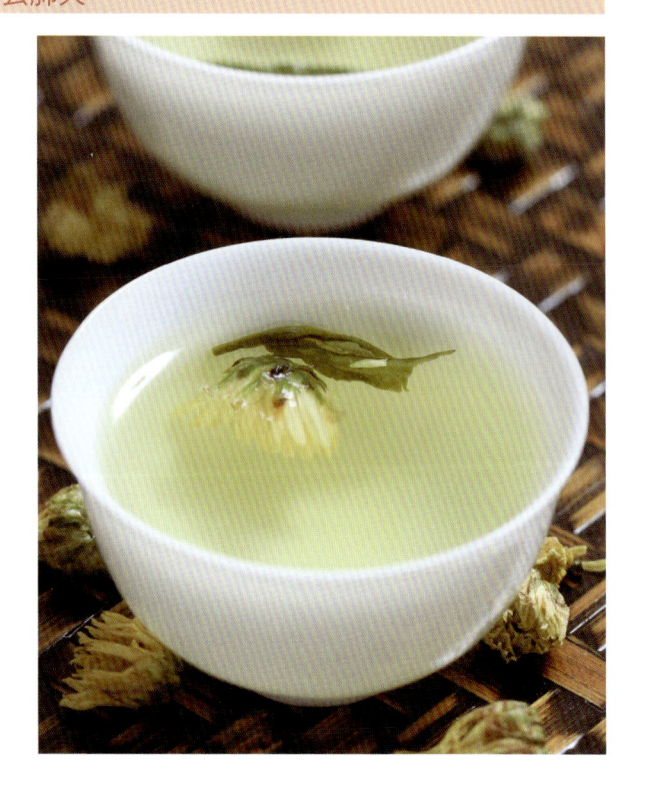

茶飲功效

| 菊花 | + | 桑葉 | + | 綠茶 | » | 清肝火、除肺燥 |
| 清熱、去肝火 | | 疏散風熱、清肺潤燥、清肝明目 | | 生津止渴、清心除煩 | | |

蓮子心甘草茶 去心火,緩解口舌生瘡

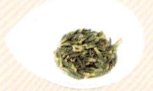

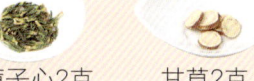

材料
蓮子心2克　甘草2克

泡法
將蓮子心、甘草一起放入杯中,倒入沸水,蓋上蓋子悶泡約5分鐘即可。

不宜飲用人群
- 畏寒怕冷者

最佳飲用時間
- 心情煩躁時
- 口舌生瘡時

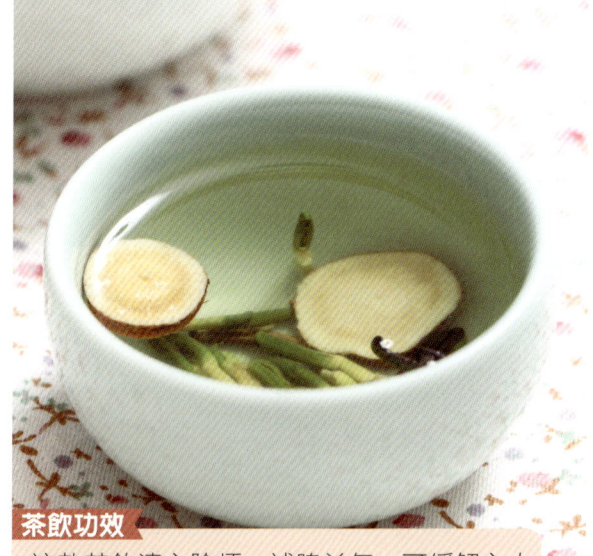

茶飲功效
這款茶飲清心除煩、補脾益氣,可緩解心火過旺導致的心情煩躁、口舌生瘡等不適。

金蓮桂花去火茶 降火,潤肺化痰

材料
金蓮花5克　金橘2顆　桂花2克　冰糖適量

泡法
將金橘洗淨,切小塊,同其餘材料一起放入茶壺中,倒入沸水,蓋上蓋子悶泡約5分鐘即可。

不宜飲用人群
- 糖尿病患者

最佳飲用時間
- 肺熱咳嗽、痰多時
- 氣鬱不舒、心煩不安時

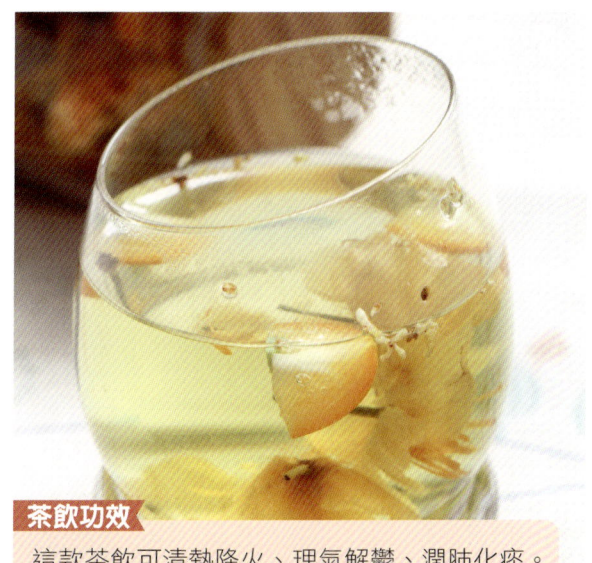

茶飲功效
這款茶飲可清熱降火、理氣解鬱、潤肺化痰。

菊槐茉莉清火茶　清內火

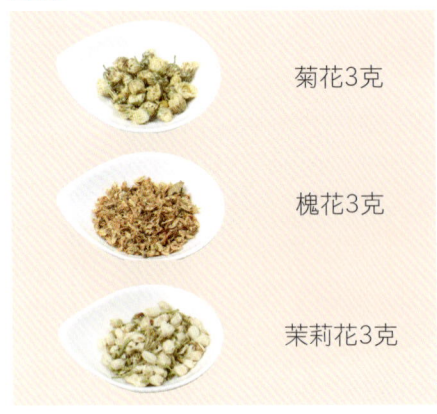

材料

菊花3克

槐花3克

茉莉花3克

泡法

將所有材料一起放入杯中，倒入沸水，浸泡約5分鐘即可。

不宜飲用人群

- 脾胃虛寒者
- 腹瀉者

最佳飲用時間

- 出現肝火上炎症狀時，如頭暈、面紅、目赤、口苦、易怒等
- 便秘時

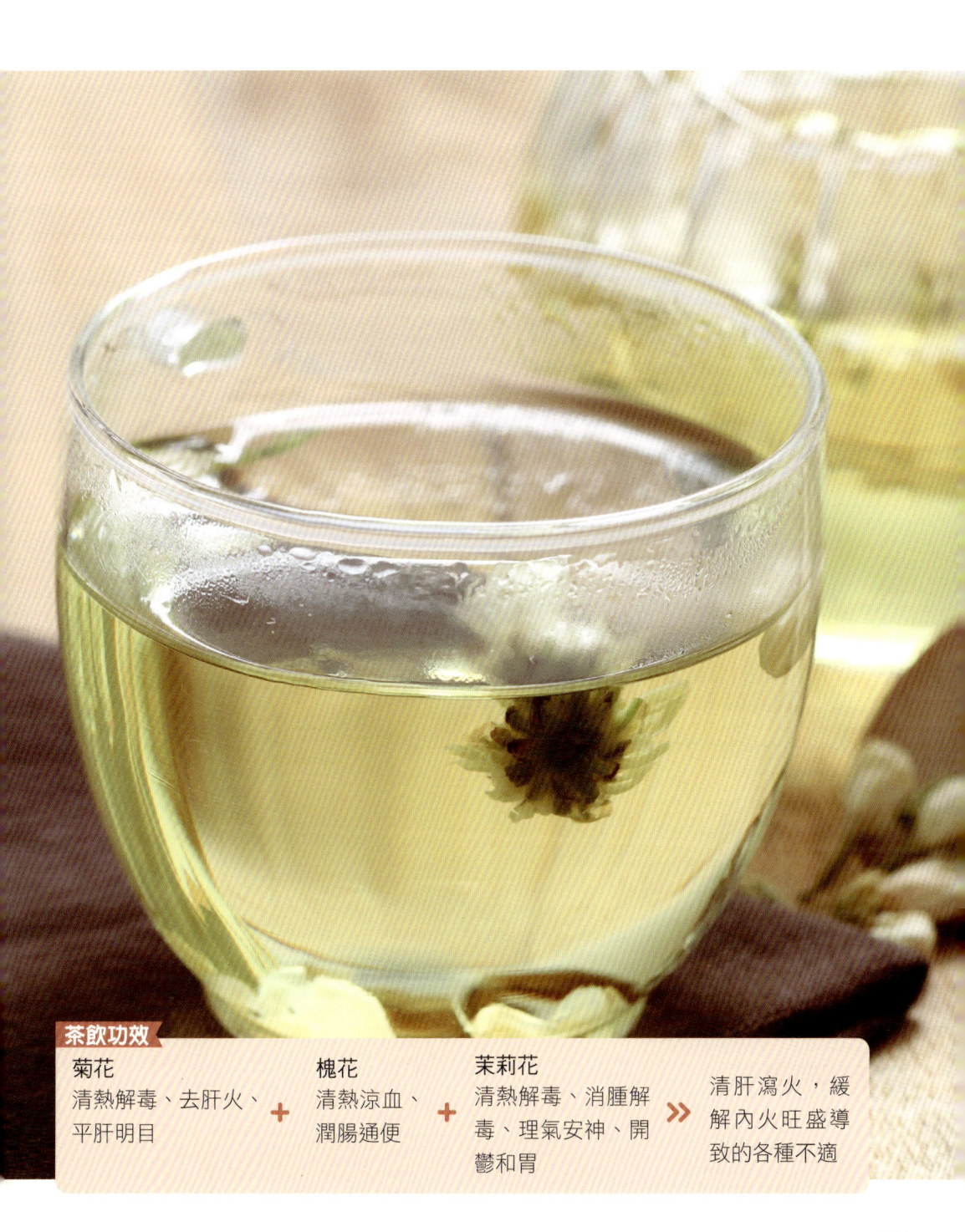

茶飲功效

菊花
清熱解毒、去肝火、平肝明目

+

槐花
清熱涼血、潤腸通便

+

茉莉花
清熱解毒、消腫解毒、理氣安神、開鬱和胃

>> 清肝瀉火,緩解內火旺盛導致的各種不適

增強抵抗力

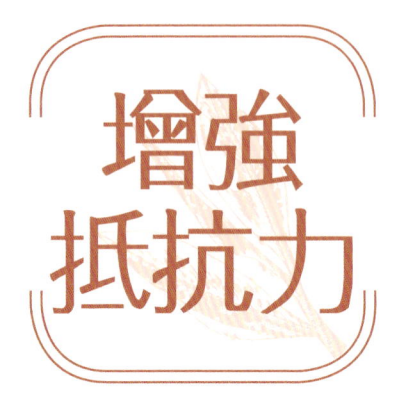

飲食原則
- 🟢 常吃富含維生素C的新鮮蔬果
- 🟢 常食全穀類食物以及有抗氧化作用的食物
- 🔴 忌食辛辣、刺激性食物
- 🔴 忌食肥膩厚味及甜食
- 🔴 忌煙酒

桃花木蝴蝶茶
通經絡,調節免疫力

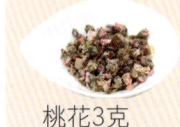

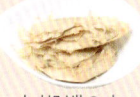

材料
桃花3克　木蝴蝶2克

泡法
將桃花、木蝴蝶放入杯中,倒入沸水,浸泡約3分鐘即可。

不宜飲用人群
- 月經期女性
- 腹瀉者

最佳飲用時間
- 肺熱反覆咳嗽時
- 腸燥大便不暢時
- 抵抗力低下時

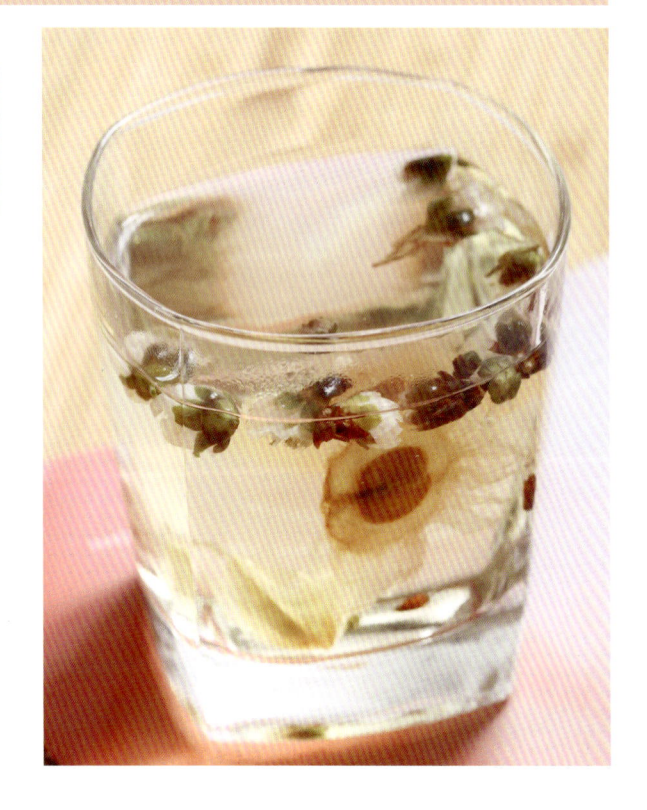

茶飲功效

桃花		木蝴蝶		
活血化瘀、通經促便	+	生津止渴、解濕熱	»	清內熱、通經絡、提高免疫力

西洋蔘茶 補氣安神，調節免疫力

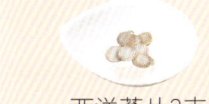

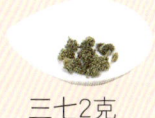

材料
西洋蔘片3克　三七2克

泡法
將西洋蔘片、三七一起放入杯中，倒入沸水，蓋上蓋子悶泡約8分鐘即可。

不宜飲用人群
- 脾胃虛寒者
- 腹瀉者

最佳飲用時間
- 工作繁忙、加班熬夜時
- 抵抗力差時
- 氣虛無力時

茶飲功效
這款茶飲可補氣養陰、清熱活血，具有抗疲勞、調節免疫力的作用。

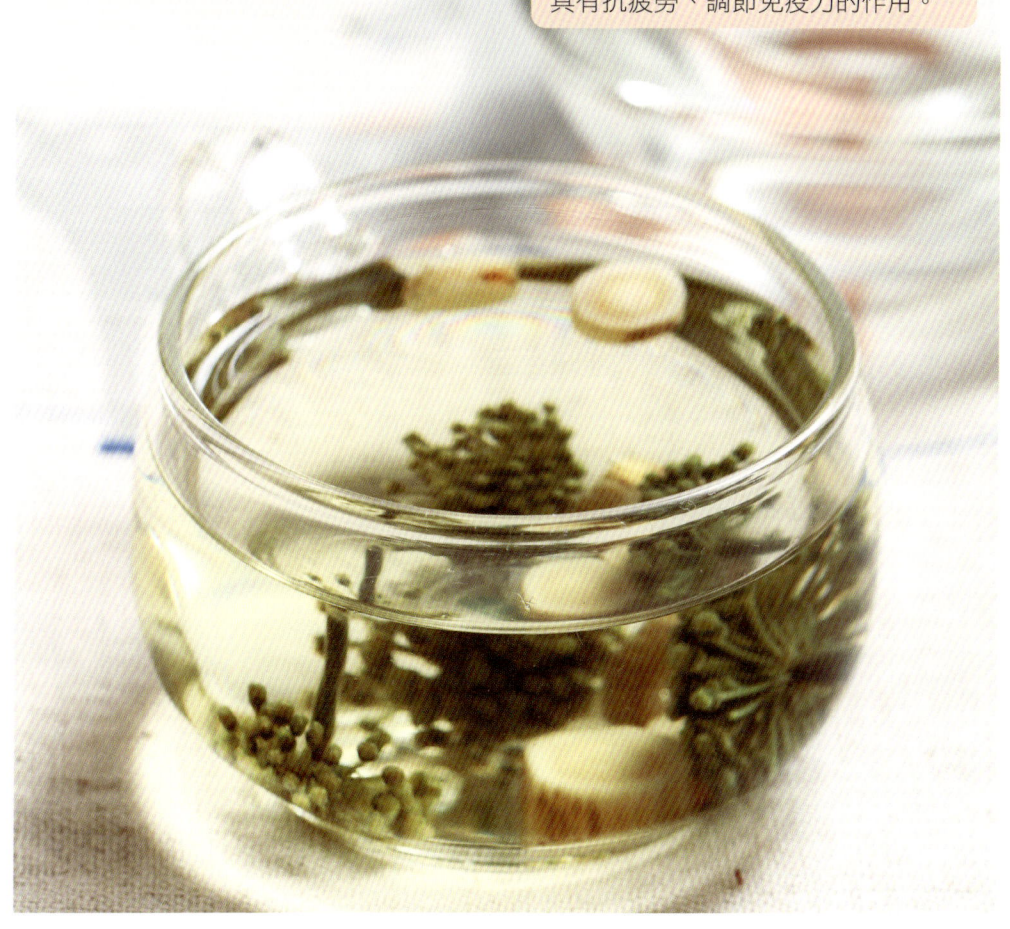

舒壓解鬱

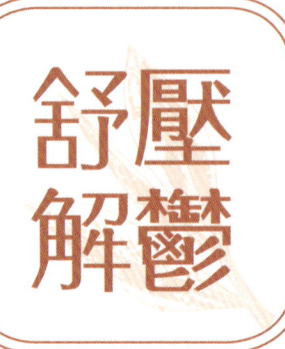

飲食原則
- 多攝取富含維生素的食物
- 不宜食用熱性食物
- 不宜食用刺激性食物

玫瑰合歡茶　理氣解鬱

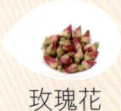

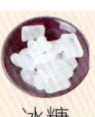

材料

玫瑰花	合歡花	冰糖
3克	3克	3克

泡法
1. 玫瑰花和合歡花放入杯中，倒入沸水。
2. 泡2~3分鐘，加入冰糖攪拌至化開即可。

不宜飲用人群
- 孕婦
- 月經期女性

最佳飲用時間
- 壓力大時
- 心情煩悶時
- 下午茶時

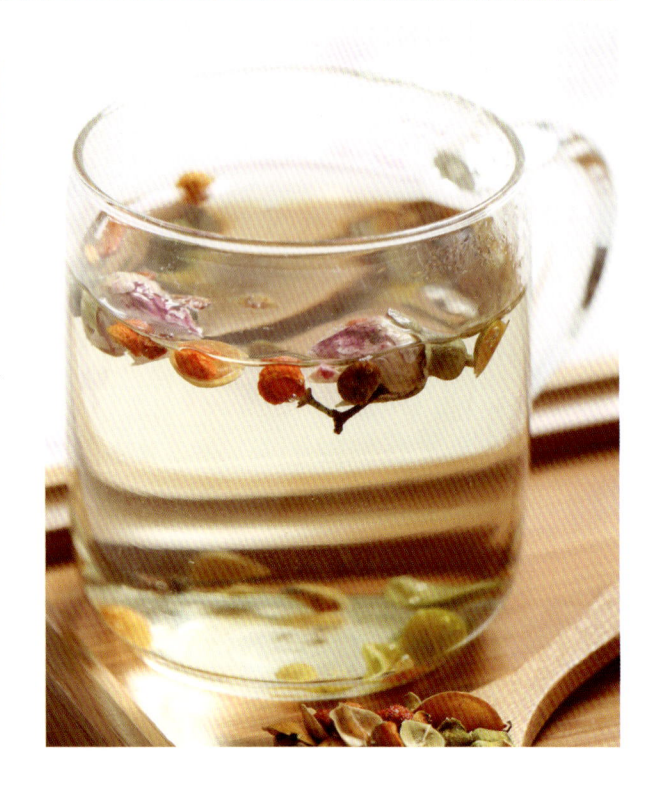

茶飲功效

玫瑰花
緩和情緒、理氣解鬱、消除疲勞

＋

合歡花
解鬱安神、鎮靜養心

》》

調節情緒，改善憂鬱失眠症狀

薰衣草丁香茶　舒緩壓力，安撫情緒

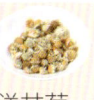

材料

薰衣草3克　丁香2克　洋甘菊3克

泡法

將所有材料一起放入杯中，倒入沸水，浸泡3分鐘左右即可。

不宜飲用人群
- 孕婦

最佳飲用時間
- 工作、學習壓力大時
- 煩躁不安時
- 睡眠不佳時

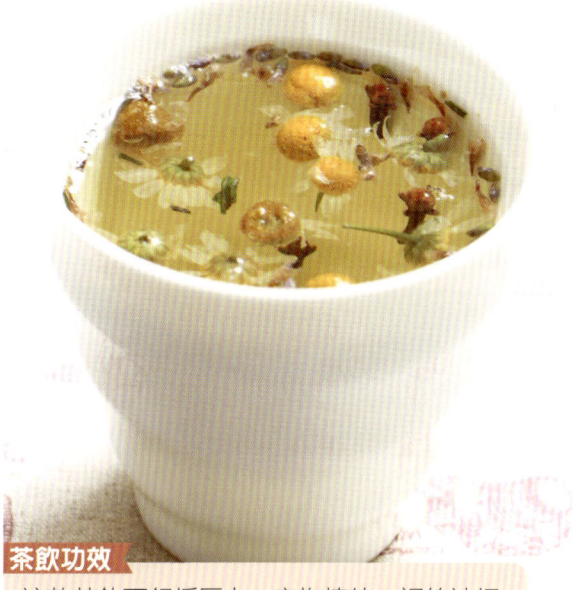

茶飲功效

這款茶飲可舒緩壓力、安撫情緒、調節神經。

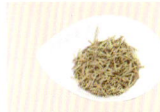

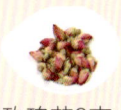

迷迭香玫瑰茶　行氣解鬱，安神止痛

材料

迷迭香3克　玫瑰花6克

泡法

將迷迭香、玫瑰花一起放入杯中，倒入沸水，浸泡約10分鐘即可。

不宜飲用人群
- 孕婦
- 腹瀉者
- 高血壓患者

最佳飲用時間
- 疲勞、頭昏時
- 精神緊張時

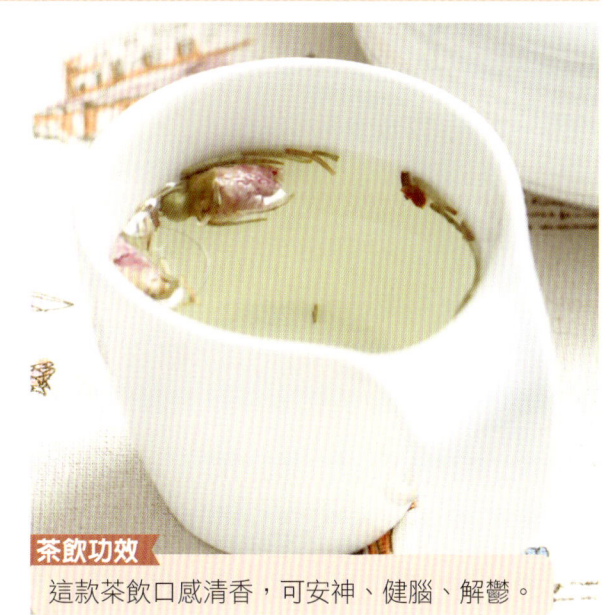

茶飲功效

這款茶飲口感清香，可安神、健腦、解鬱。

保護眼睛

飲食原則
- 宜多吃富含花青素的蔬果，如紫甘藍、藍莓、櫻桃、草莓、葡萄等
- 多飲水
- 少飲咖啡、酒
- 忌食辛辣、刺激食物

菊花枸杞茶　清肝火，養陰明目

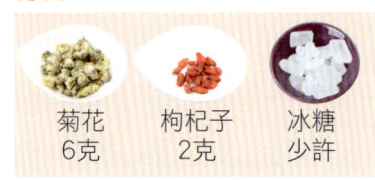

材料
- 菊花 6克
- 枸杞子 2克
- 冰糖 少許

泡法
將菊花、枸杞子、冰糖一起放入杯中，倒入沸水，浸泡約5分鐘即可。

不宜飲用人群
- 脾胃虛寒者
- 腹瀉者
- 糖尿病患者

最佳飲用時間
- 眼睛乾澀時
- 使用電腦工作時

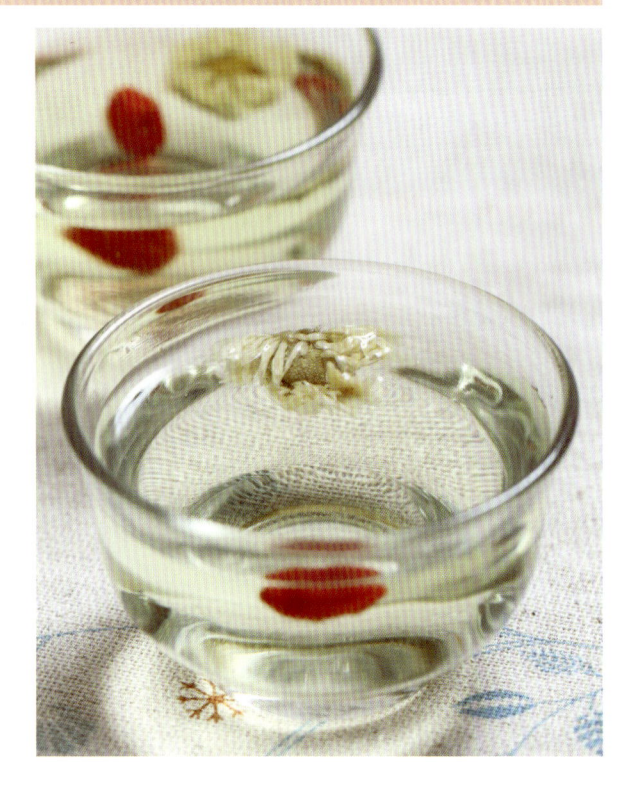

茶飲功效

菊花
清肝明目、去火

＋

枸杞子
補腎益精、養肝明目

≫

清肝火、養陰明目，緩解視疲勞

五味子綠茶　護眼明目

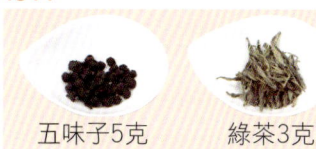

材料
- 五味子5克
- 綠茶3克

泡法
將五味子、綠茶一起放入杯中，倒入沸水，浸泡約3分鐘即可。

不宜飲用人群
- 便秘者
- 咳嗽初期者

最佳飲用時間
- 長時間使用電腦時
- 眼睛乾澀不適時
- 免疫力低下時

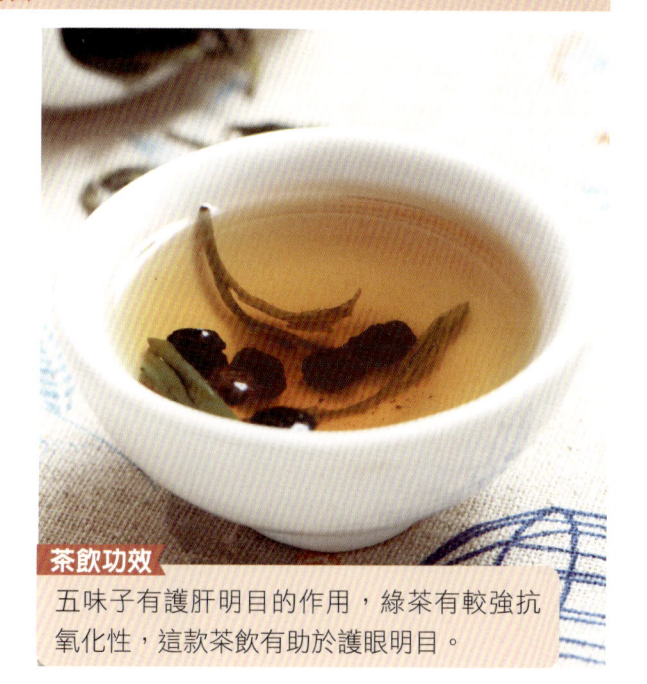

茶飲功效
五味子有護肝明目的作用，綠茶有較強抗氧化性，這款茶飲有助於護眼明目。

桑葚菊花茶　緩解夜盲症

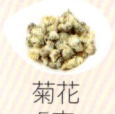

材料
- 菊花 5克
- 桑葚 6克
- 冰糖 適量

泡法
將所有材料一起放入杯中，倒入沸水，浸泡約5分鐘即可。

不宜飲用人群
- 脾胃虛寒者
- 腹瀉者
- 糖尿病患者

最佳飲用時間
- 眼乾眼澀時
- 便秘時

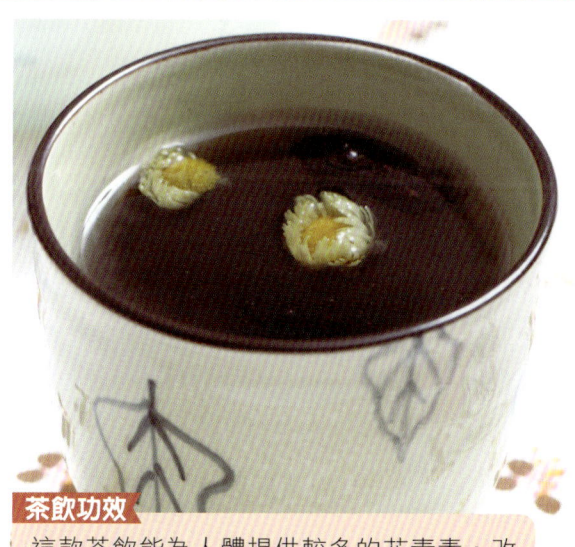

茶飲功效
這款茶飲能為人體提供較多的花青素，改善視覺敏銳度，緩解眼睛不適。

解酒醉

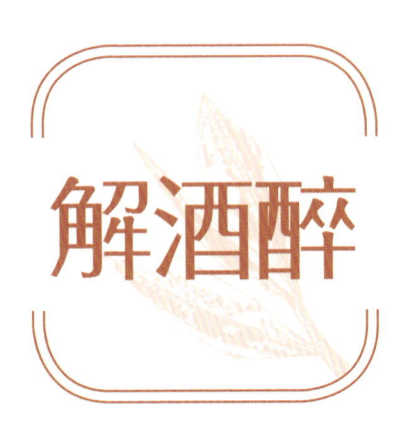

飲食原則
- 酒後可食用促進酒精代謝的食物，如西瓜、蜂蜜、番茄、芹菜等
- 飲酒前可食用葡萄、牛奶等以預防酒醉
- 忌多種酒類混合飲用

桂花烏梅醒酒茶
醒酒，促進肝臟解酒

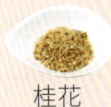

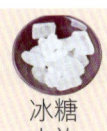

材料
- 桂花 3克
- 烏梅 2顆
- 冰糖 少許

泡法
將桂花、烏梅、冰糖一起放入杯中，倒入沸水，蓋上蓋子悶泡約10分鐘即可。

不宜飲用人群
- 脾胃虛寒者
- 腹瀉者

最佳飲用時間
- 酒後煩渴時
- 胃腸不適時
- 夏季食慾不佳時

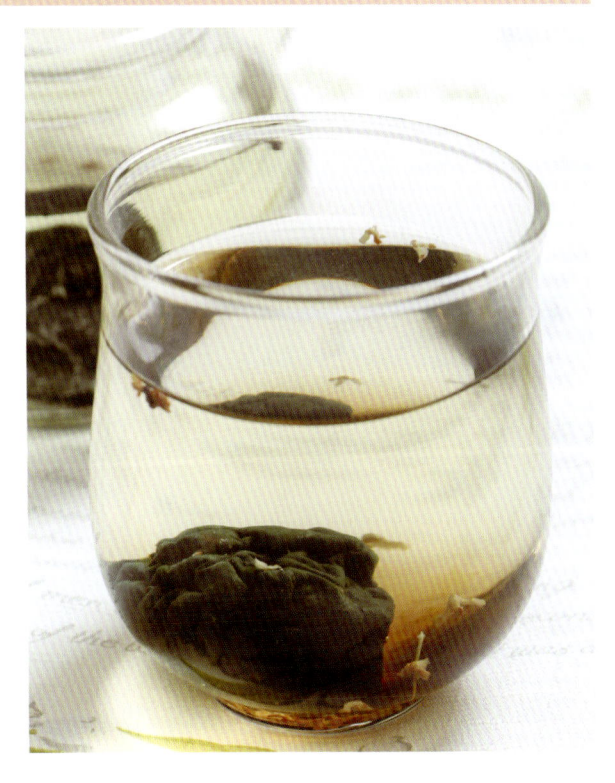

茶飲功效

桂花
氣味芳香，養肝，可緩解胃腸不適

+

烏梅
生津開胃、解宿醉

≫

可醒酒，促進肝臟解酒

葛根茶　生肌解痙，促進酒精代謝

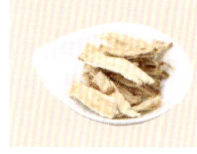

材料
葛根6克

泡法
將葛根放入杯中，倒入沸水，蓋上蓋子悶泡約15分鐘即可。

不宜飲用人群
- 氣虛胃寒者
- 腹瀉者

最佳飲用時間
- 飲酒過度時
- 女性更年期時
- 肝功能不佳時

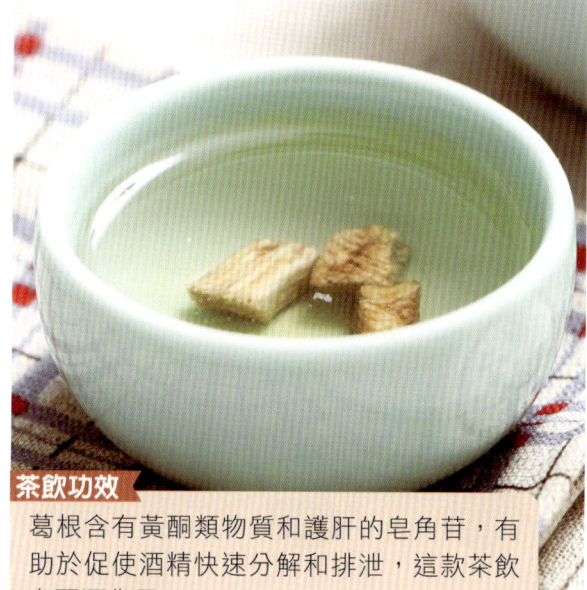

茶飲功效
葛根含有黃酮類物質和護肝的皂角苷，有助於促使酒精快速分解和排泄，這款茶飲有醒酒作用。

蜂蜜檸檬薑茶　加速酒精代謝

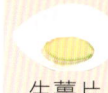

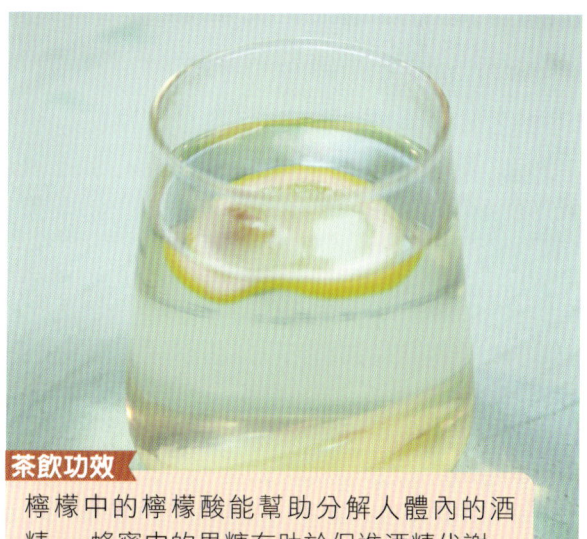

材料
生薑片5克　鮮檸檬片10克　蜂蜜適量

泡法
將生薑片、鮮檸檬片放入杯中，倒入沸水沖泡，悶泡約3分鐘，待溫度適宜加入蜂蜜調味即可。

不宜飲用人群
- 糖尿病患者

最佳飲用時間
- 醉酒後
- 出現暑熱時

茶飲功效
檸檬中的檸檬酸能幫助分解人體內的酒精，蜂蜜中的果糖有助於促進酒精代謝，這款茶飲能起到解酒的作用。

緩解疲勞

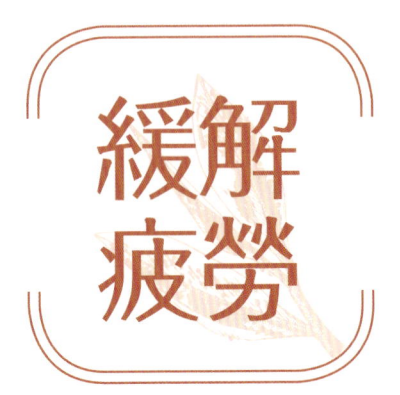

飲食原則
- 宜補充優質蛋白質、礦物質，如奶類及乳製品、蛋、魚、瘦肉、豬肝、大豆及其製品
- 宜多吃富含維生素B群的食物
- 多飲水
- 少吃純糖和脂肪含量高的食物
- 忌食辛辣、油炸等易上火的食物

枸杞桂圓茶　安神養心，消除疲勞

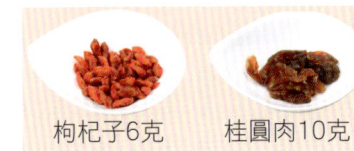

材料

枸杞子6克　　桂圓肉10克

泡法
將枸杞子、桂圓肉一起放入杯中，倒入沸水，蓋上蓋子悶泡約10分鐘即可。

不宜飲用人群
- 便秘者
- 消化不良者
- 孕婦

最佳飲用時間
- 加班熬夜後
- 貧血時
- 心煩不安時

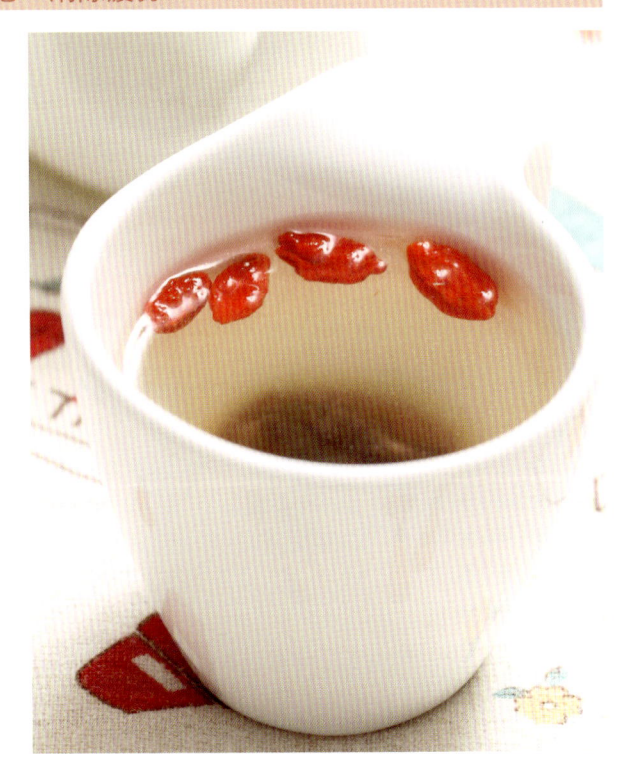

茶飲功效

枸杞子	+	桂圓肉	»	補養氣血、安神養心、緩解疲勞
補血安神、益氣養肝		養血安神、健脾養心		

蓮子紅棗茶　安神，補氣血

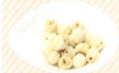

材料
- 蓮子 15克
- 紅棗 3枚
- 玫瑰花 5克

泡法
1. 蓮子洗淨，泡發；紅棗洗淨，去核。
2. 鍋內放蓮子、紅棗和適量清水，大火燒沸，小火煎煮至蓮子軟爛時離火，放入玫瑰花，待溫熱時即可。

不宜飲用人群
- 便秘者

最佳飲用時間
- 加班熬夜後
- 心煩不安時

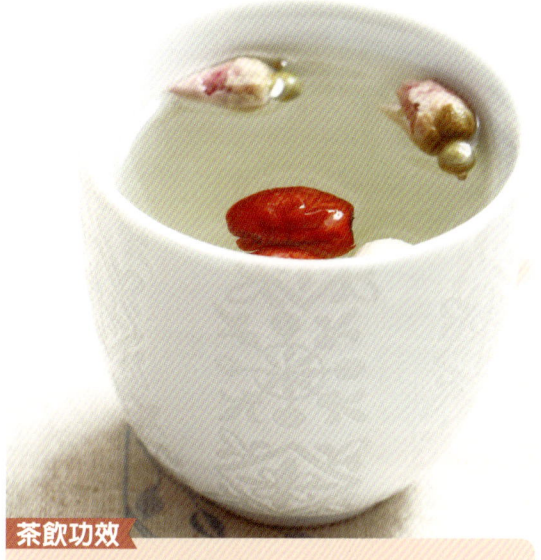

茶飲功效
這款茶飲可行氣安神、補養氣血，緩解熬夜對體氣血的過多消耗。

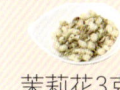

茉莉玫瑰菩提茶　安神

材料
- 茉莉花 3克
- 玫瑰花 3克
- 金盞花 2克
- 菩提葉 2克

泡法
將所有材料一起放入杯中，倒入沸水，浸泡約3分鐘即可。

不宜飲用人群
- 孕婦

最佳飲用時間
- 加班熬夜後
- 頭暈頭痛時
- 煩躁不安、難以入睡時

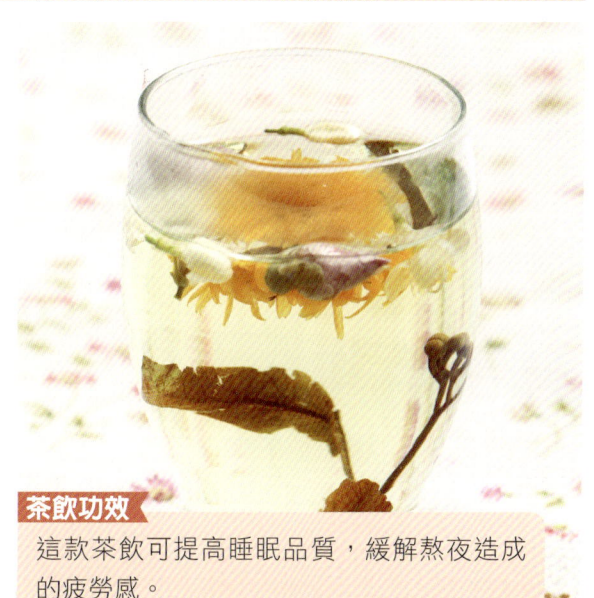

茶飲功效
這款茶飲可提高睡眠品質，緩解熬夜造成的疲勞感。

其他日常保健茶飲範例

分類	茶名	材料
防輻射	防輻射茶	紅棗+桂圓
	桂皮山楂茶	桂皮+山楂+紅糖
清新口氣	藿香茶	藿香+佩蘭+澤瀉+蒼
瀉火解毒	檸檬苦瓜茶	檸檬+乾苦瓜片
	黃柏綠茶	黃柏+綠茶
利咽護嗓	膨大海木蝴蝶茶	膨大海+木蝴蝶+枸杞子
	桔梗甘草茶	桔梗+生甘草
	橄欖綠茶	橄欖+綠茶
	橄欖膨大海茶	橄欖+膨大海+綠茶+蜂蜜
養血補腦茶	當歸柴胡茶	當歸+柴胡+枳殼
改善睡眠	竹茹茶	竹茹+合歡皮
	洋甘菊鼠尾草茶	洋甘菊+鼠尾草+西洋蔘+鐵觀音
消除疲勞	太子蔘茶	太子蔘
	茉莉醒腦茶	茉莉花+薄荷+肉桂+蜂蜜
養髮烏髮	菟絲女貞茶	菟絲子+沙苑子+女貞子+旱蓮草
消除焦慮	鬱金合歡茶	鬱金+合歡皮
	竹葉清心茶	淡竹葉+燈心草
調理腸胃茶	黃耆黑茶	黃耆+黑茶
延緩衰老	柳橙玫瑰茶	柳橙+玫瑰花
解毒靜心	茯苓菊花綠茶	茯苓+菊花+綠茶
活血通經	川芎天麻茶	川芎+天麻+葛根+白芷+鐵觀音
益智提神	菖蒲天麻茶	石菖蒲+天麻+西洋蔘+柴胡+玉竹
增強免疫力	黃耆防風茶	黃耆+白術+防風
增進食慾	番茄洋蔘茶	番茄+西洋蔘+綠茶
	青梅綠茶	青梅+綠茶+冰糖
保肝排毒	洋甘菊馬鞭草茶	洋甘菊+馬鞭草+迷迭香+洛神花

Part 4

對症調理茶飲
無病一身輕

高血壓

飲食原則

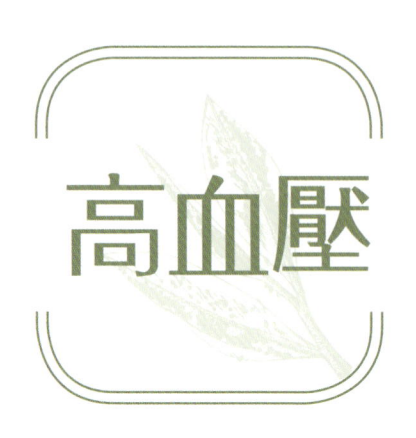

- 多吃富含蛋白質、鉀的食物
- 宜清淡、低鹽、低脂飲食
- 宜食富含水分及膳食纖維的蔬果，以保持大便通暢
- 忌高脂、油炸食物和甜飲料
- 忌煙酒、濃咖啡

金盞花苦丁茶　輔助調理高血壓

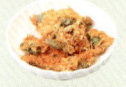

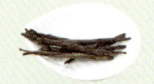

材料

金盞花5克　　苦丁茶5克

泡法

將金盞花、苦丁茶一起放入杯中，倒入沸水，蓋上蓋子悶泡約5分鐘即可。

不宜飲用人群

- 脾胃虛寒者
- 體質虛弱者
- 月經期女性

最佳飲用時間

- 腹脹積食時
- 頭暈、頭痛時
- 肝火旺盛血壓升高時

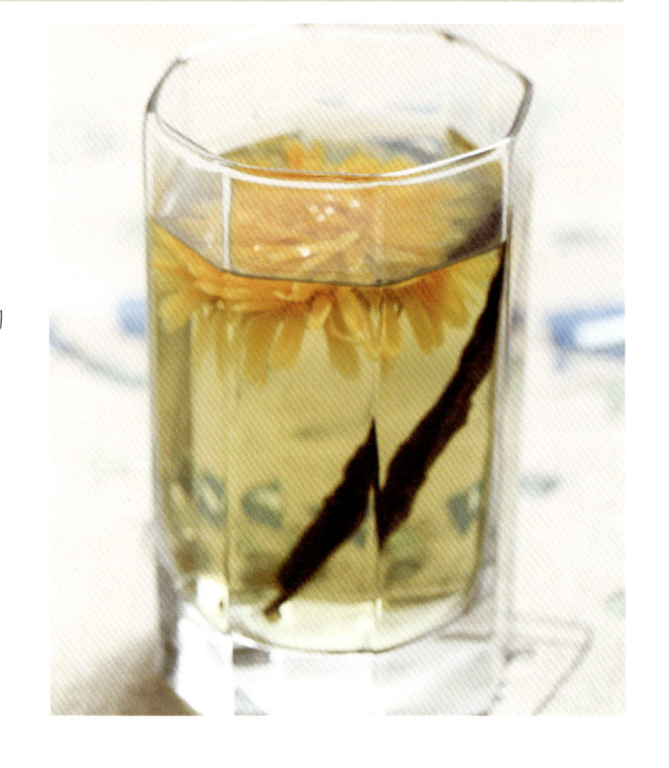

茶飲功效

金盞花
清肝火，對肝火旺盛引起的血壓升高有輔助調理作用

＋

苦丁茶
清肝火、散風熱，緩解肝火旺盛引起的頭痛、心煩、口渴

》

緩解肝火旺盛型高血壓

決明子荷葉茶　緩解肝火亢盛型高血壓

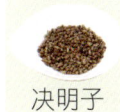

材料
決明子 10克　荷葉 3克　烏龍茶 3克

泡法
1 決明子乾炒至出味；荷葉切絲。
2 將決明子、荷葉絲、烏龍茶一起放入杯中，倒入沸水，蓋上蓋子悶約10分鐘即可。

不宜飲用人群
- 腹瀉者
- 氣血虛弱者
- 低血壓患者

最佳飲用時間
- 肝火旺盛血壓升高時
- 血脂升高時

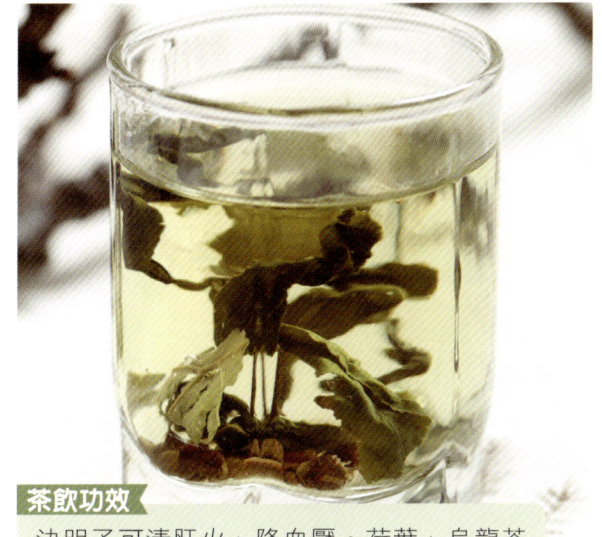

茶飲功效
決明子可清肝火、降血壓，荷葉、烏龍茶均可降血脂，延緩血管衰老。這款茶飲有助於穩定血壓。

菊花山楂羅布麻茶包　清火，降壓

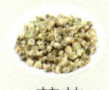

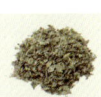

材料
菊花 20克　山楂片 30克　羅布麻葉 15克

泡法
1 將全部材料分成10份，分別裝入10個茶包中。
2 每次取1袋，沸水沖泡，悶15分鐘左右即可，可反覆沖泡。

不宜飲用人群
- 脾胃虛弱者

最佳飲用時間
- 有上火症狀時
- 血壓升高時

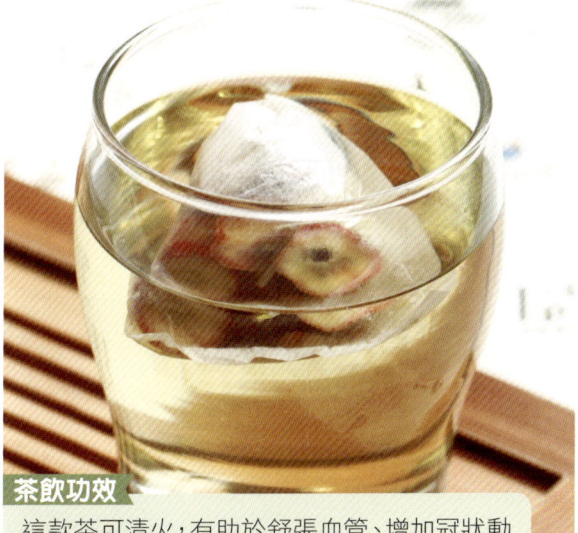

茶飲功效
這款茶可清火，有助於舒張血管、增加冠狀動脈血流量，有助於調控血壓。

血脂異常

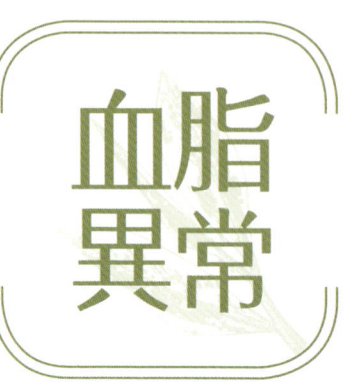

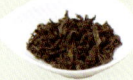

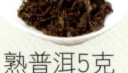

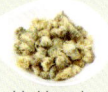

飲食原則
- 宜多食新鮮蔬果及菌藻類
- 宜食用魚類等富含不飽和脂肪酸又低脂的食物
- 多食粗糧及大豆製品
- 忌飲食油膩

普洱菊花茶　降血脂

材料
熟普洱5克　菊花5克

泡法
將熟普洱、菊花一起放入杯中，倒入沸水，蓋上蓋子悶泡3～5分鐘即可。

不宜飲用人群
- 空腹者

最佳飲用時間
- 血脂升高時
- 眼睛疲勞時
- 頭暈、耳鳴

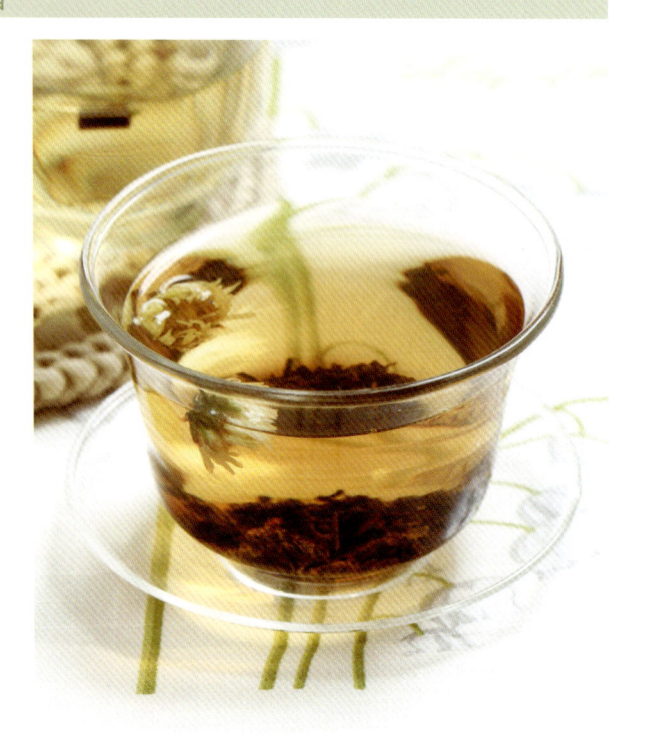

茶飲功效
熟普洱
經過發酵的熟普洱具有養胃護胃、降血脂的功效

＋

菊花
疏散風熱，平抑肝陽，緩解血脂異常患者血液循環不佳的症狀

》

有助於降血脂，改善血液循環

絞股藍苦瓜茶　調節血脂

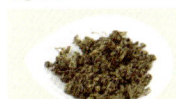

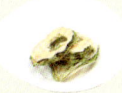

材料
絞股藍(七葉膽) 6克　乾苦瓜片 3克

泡法
將絞股藍、乾苦瓜片一起放入杯中，倒入沸水，蓋上蓋子悶泡約8分鐘即可。

不宜飲用人群
- 脾胃虛寒者
- 腹瀉者

最佳飲用時間
- 血脂升高時
- 大便乾燥時
- 血糖升高時

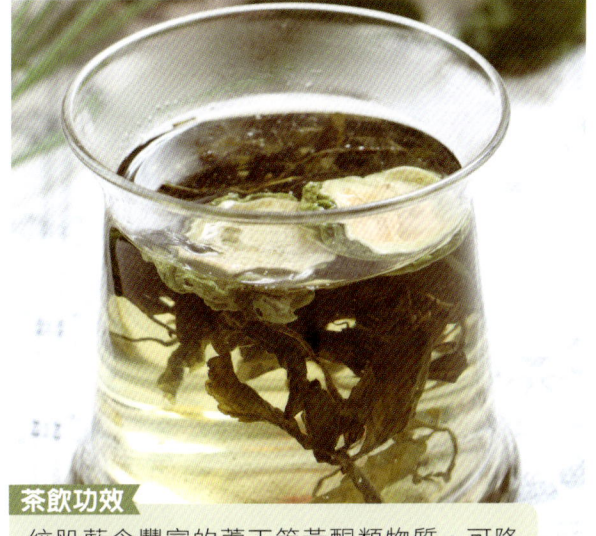

茶飲功效
絞股藍含豐富的蘆丁等黃酮類物質，可降血脂。苦瓜含苦瓜苷，可調節血脂。這款茶飲有助於調脂控壓。

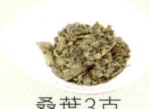

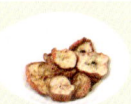

桑葉山楂降脂茶　降血脂

材料
桑葉3克　山楂片6克

泡法
將桑葉、山楂片一起放入杯中，倒入沸水，蓋上蓋子悶泡約5分鐘即可。

不宜飲用人群
- 外感風寒感冒者
- 胃酸過多者

最佳飲用時間
- 血脂升高時
- 消化不良時
- 風熱感冒出現咽痛、咳嗽時

茶飲功效
這款茶飲可消食降血脂，還可以緩解風熱感冒的不適。

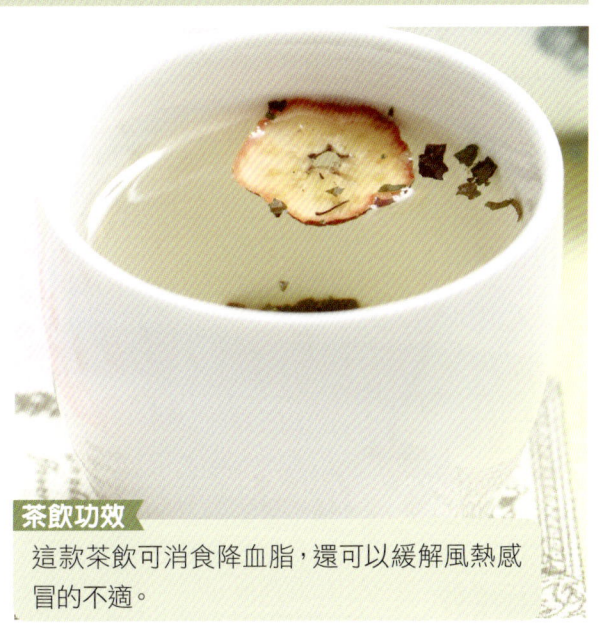

糖尿病

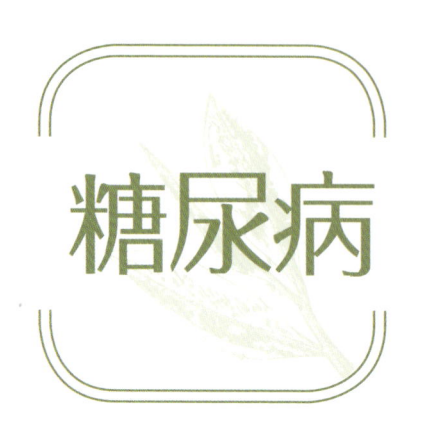

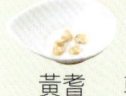

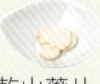

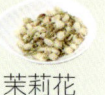

飲食原則
- 🟢 少食多餐，定時定量
- 🔴 少食煎炸類食物以及豬皮、雞皮等富含油脂的食物
- 🔴 少食動物內臟等富含膽固醇的食物
- 🔴 少食精製加工肉類和精製碳水主食
- 🔴 忌飲食過鹹

黃耆山藥茶　輔助調理糖尿病

材料

黃耆 5克　乾山藥片 5克　茉莉花 3克

泡法
將所有材料一起放入杯中，倒入沸水，蓋上蓋子悶泡約5分鐘即可。

不宜飲用人群
- 消化不良者　積食者

最佳飲用時間
- 血糖升高時
- 脾胃氣虛時
- 心煩氣躁時

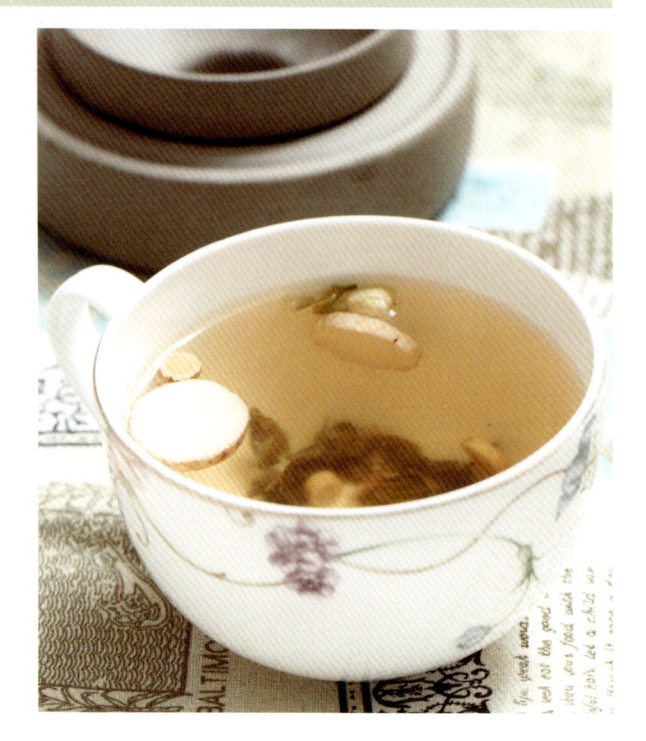

茶飲功效

黃耆
可增加胰島素敏感性，有助於穩定血糖

+

山藥
補中益氣，富含黏蛋白，有助於控制血糖

+

茉莉花
安定情緒，緩解糖尿病患者心煩氣躁等不適

》

可預防血糖驟然升高，緩解糖尿病者的多種不適

甜菊葉茶　穩定血糖

材料

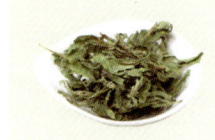

甜菊葉5克

泡法

將甜菊葉放到杯中,倒入沸水,浸泡8~10分鐘即可。

不宜飲用人群
- 無明顯禁忌人群

最佳飲用時間
- 口乾、口渴時
- 疲勞時

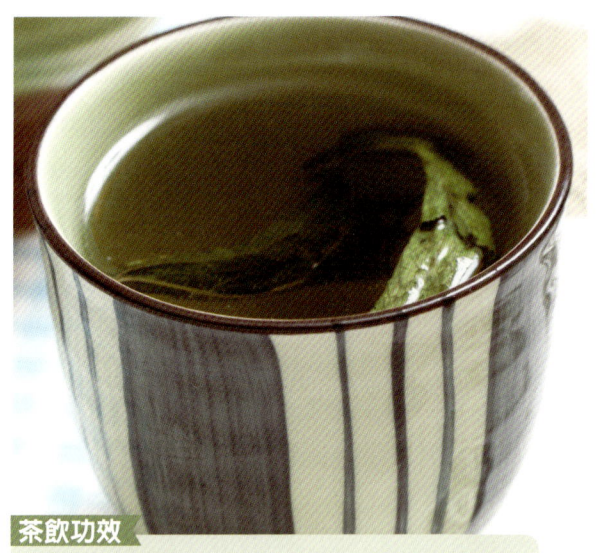

茶飲功效

甜菊葉含有甜菊苷等物質,糖尿病患者適當飲用此茶飲有助於穩定血糖、提高免疫力。

枸杞麥冬茶　滋陰,控糖

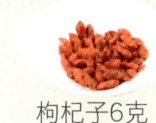

材料

枸杞子6克　麥冬3克

泡法

將枸杞子、麥冬一起放入杯中,倒入沸水,蓋上蓋子悶泡約10分即可。

不宜飲用人群
- 腹瀉者
- 脾胃虛寒者
- 感冒發熱者

最佳飲用時間
- 口乾、口渴時
- 心煩不安時
- 大便乾燥時

茶飲功效

這款茶飲可緩解糖尿病患者煩渴多飲、多尿、體虛無力、大便乾燥等症狀。

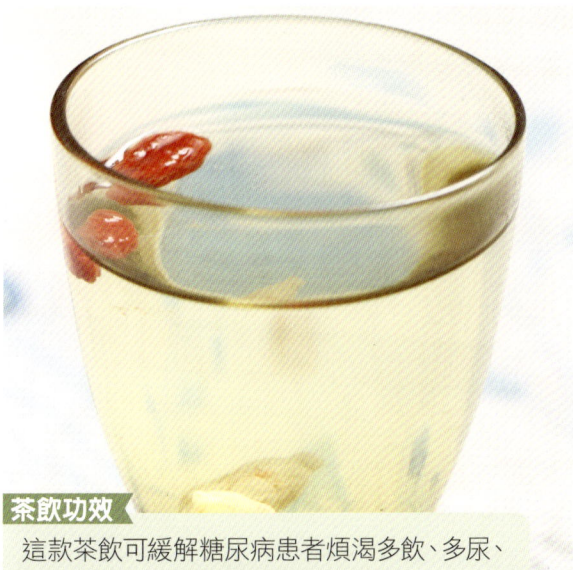

感冒

飲食原則
- 飲食清淡，適當補充蛋白質
- 多喝白開水
- 忌食辛辣、油膩食物

連翹金銀花茶　對抗風熱感冒

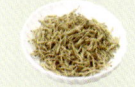

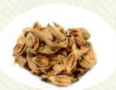

材料

金銀花5克　　連翹5克

泡法
金銀花、連翹放入杯中，倒入沸水，沖泡3分鐘左右即可。

不宜飲用人群
- 脾胃虛寒者

最佳飲用時間
- 風熱感冒時
- 高熱煩渴時

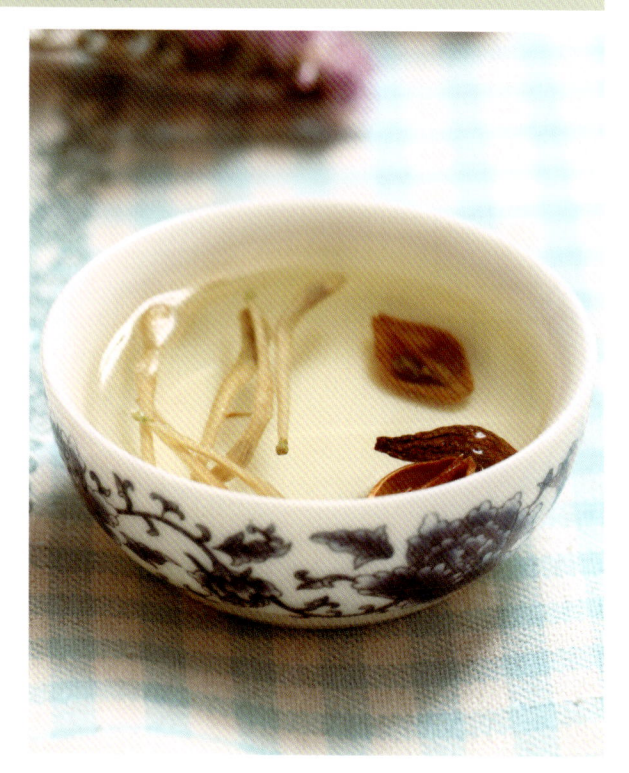

茶飲功效

金銀花	連翹	
清熱解毒、疏散風熱	性微寒，味苦，可清心火	預防和調理風熱感冒

板藍根防感冒茶　預防調理流感

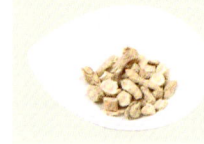

材料
板藍根3克

泡法
將板藍根放入杯中，倒入沸水，蓋上蓋子悶泡約5分鐘即可。

不宜飲用人群
- 有過敏史者

最佳飲用時間
- 預防流感時
- 感染流感時

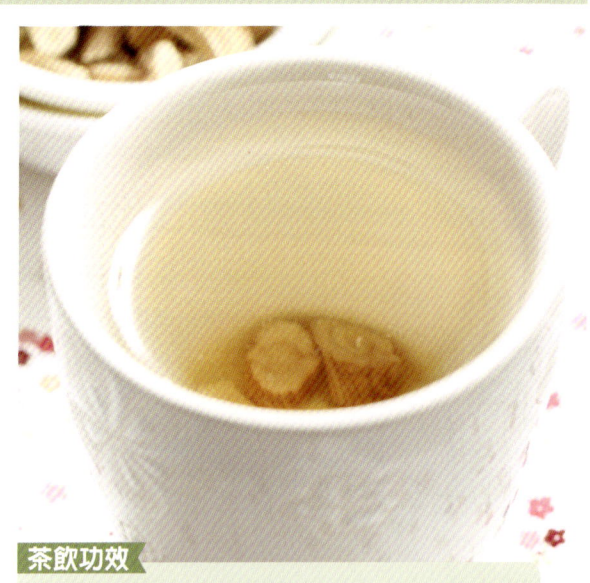

茶飲功效
這款茶飲具有清熱解毒的作用，能增強身體抵抗力，預防和調理流感。

黨參紫蘇茶　對抗氣虛感冒

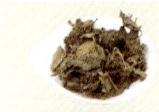

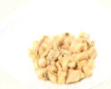

材料
紫蘇葉5克　　黨參5克

泡法
將黨參和紫蘇葉放入杯中，用沸水沖泡2~3分鐘即可

不宜飲用人群
- 氣弱表虛者
- 氣滯血瘀者
- 肝火旺盛血壓高者

最佳飲用時間
- 氣虛感冒時
- 氣短氣促時

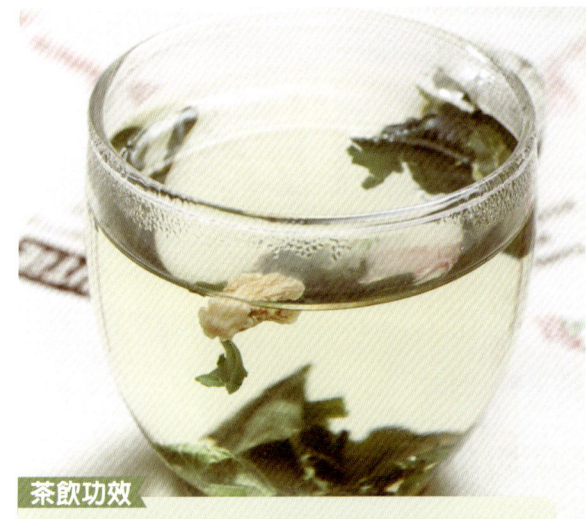

茶飲功效
紫蘇葉可散寒止瀉，黨參可調理肺氣不足引起的咳嗽氣促等症，這款茶飲可對抗氣虛感冒。

生薑紅糖茶　對抗風寒感冒

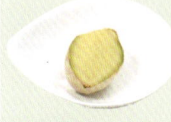

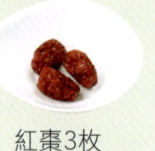

材料

生薑片10克　　紅糖5克　　紅棗3枚

泡法

生薑片、紅糖、紅棗一起放入杯中，倒入沸水，蓋上蓋子悶泡約10分鐘即可。

不宜飲用人群

- 陰虛火旺者
- 肺炎患者

最佳飲用時間

- 風寒感冒時
- 咽喉腫痛時
- 頭痛鼻塞時

茶飲功效

薑可祛風散寒、發汗解表，與紅糖和紅棗搭配，這款茶飲可益氣養血、散寒護肺。

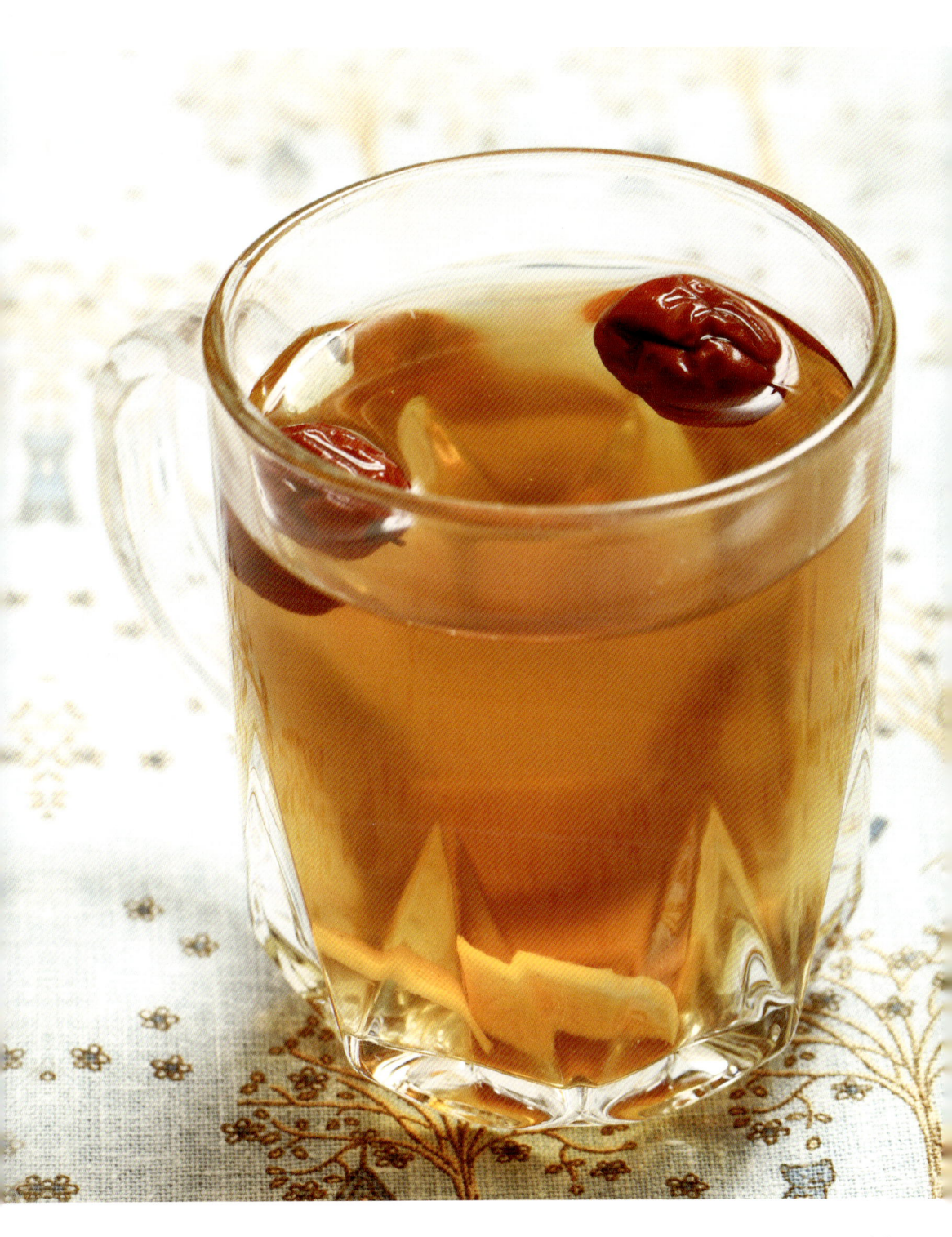

咳嗽

飲食原則
- 多吃富含維生素C的新鮮蔬果
- 多飲水
- 忌飲食過鹹
- 忌飲酒

杏仁止咳茶　緩解夜嗽不止

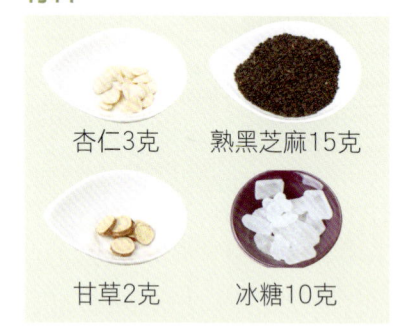

材料

杏仁3克　熟黑芝麻15克
甘草2克　冰糖10克

泡法

將熟黑芝麻、杏仁、甘草、冰糖一起放碗中，倒入適量沸水，浸泡約10分鐘即可。

不宜飲用人群
- 腹瀉者
- 慢性腸炎患者

最佳飲用時間
- 乾咳無痰時
- 肺熱乾咳時

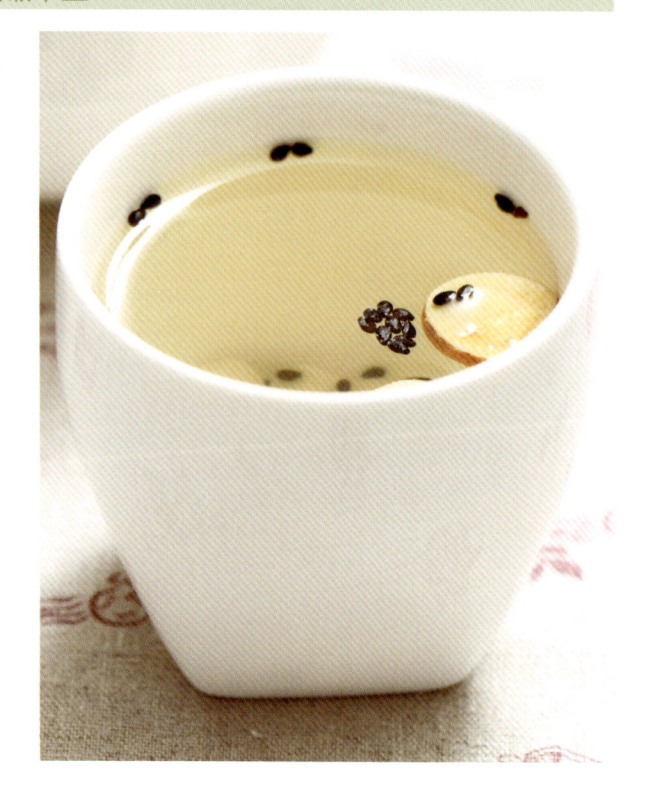

茶飲功效

杏仁	黑芝麻	甘草	
止咳平喘、宣肺化痰	補肺氣、止咳化痰	清熱解毒、祛痰止咳	止咳平喘，輔助調理夜間咳嗽

款冬花止咳茶　輔助調理肺寒引起的咳嗽

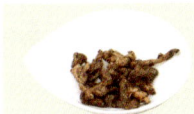

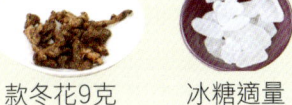

材料
款冬花9克　　冰糖適量

泡法
將款冬花、冰糖一起放杯中,倒入沸水,蓋上蓋子悶泡約10分鐘即可。

不宜飲用人群
- 無特殊禁忌

最佳飲用時間
- 感冒咳嗽時
- 咽喉癢痛時
- 急慢性支氣管炎

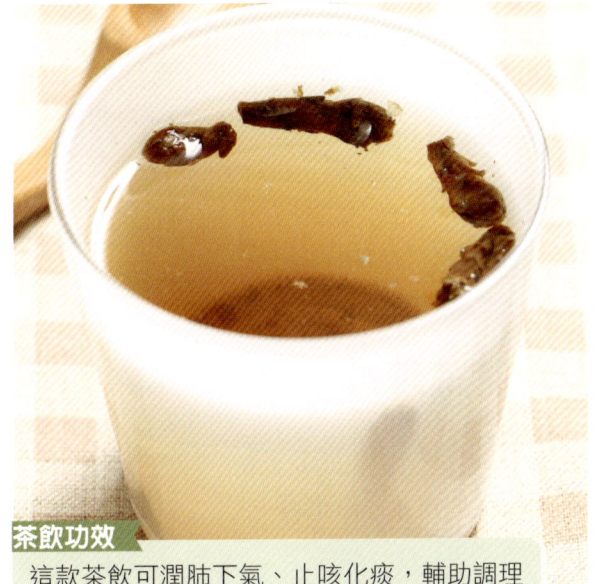

茶飲功效
這款茶飲可潤肺下氣、止咳化痰,輔助調理肺寒引起的咳嗽痰多、咽喉癢痛等不適。

千日紅茶　祛燥化痰

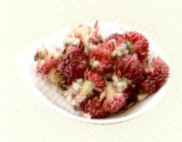

材料
千日紅花5克

泡法
將千日紅花放入杯中,倒入沸水,浸泡約5分鐘即可。

不宜飲用人群
- 孕婦

最佳飲用時間
- 氣喘咳嗽時
- 頭暈、頭痛時
- 慢性支氣管炎時

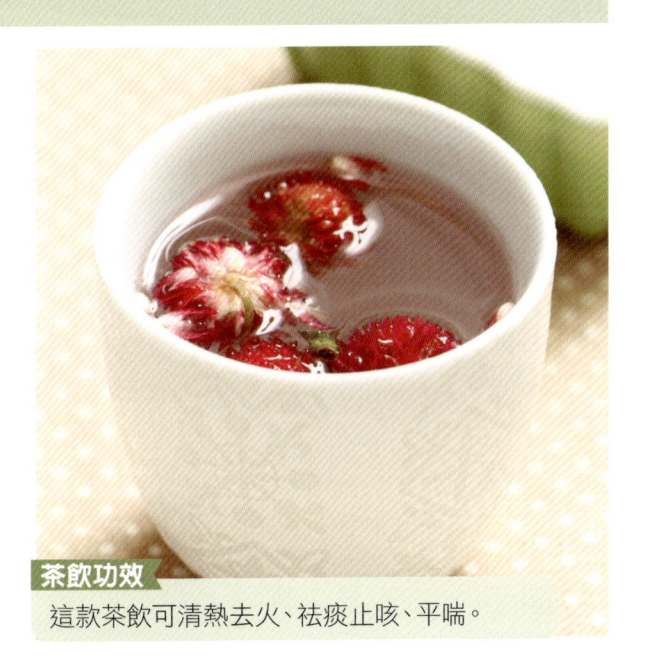

茶飲功效
這款茶飲可清熱去火、祛痰止咳、平喘。

咽喉炎

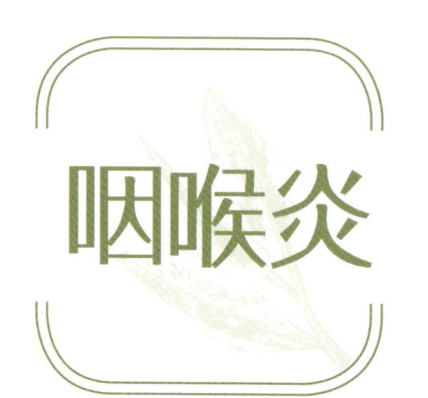

飲食原則
- 多吃富含維生素A、維生素B群及維生素C的食物
- 多飲水
- 忌食辛辣、刺激性食物

羅漢果烏梅茶　緩解咽喉腫痛

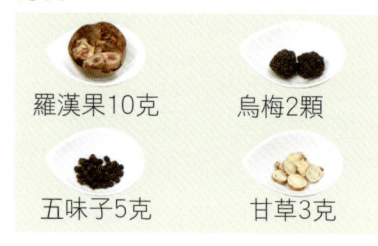

材料
- 羅漢果10克
- 烏梅2顆
- 五味子5克
- 甘草3克

泡法
將羅漢果、烏梅（去核）搗碎，與其他材料一起放入鍋中，倒入適量清水，大火燒沸後，小火煎煮約15分鐘即可。

不宜飲用人群
- 實熱者
- 消化不良者

最佳飲用時間
- 慢性支氣管炎時
- 咽喉炎時
- 急性扁桃腺炎時

茶飲功效

羅漢果	+	烏梅	+	五味子	+	甘草	»	
生津止渴、清咽止咳		收斂止澀、抗菌、抗過敏		用於肺氣虛所致的久咳、乾咳、咽痛		調和諸藥、清熱解毒		生津潤嗓，輔助調理咽喉腫痛

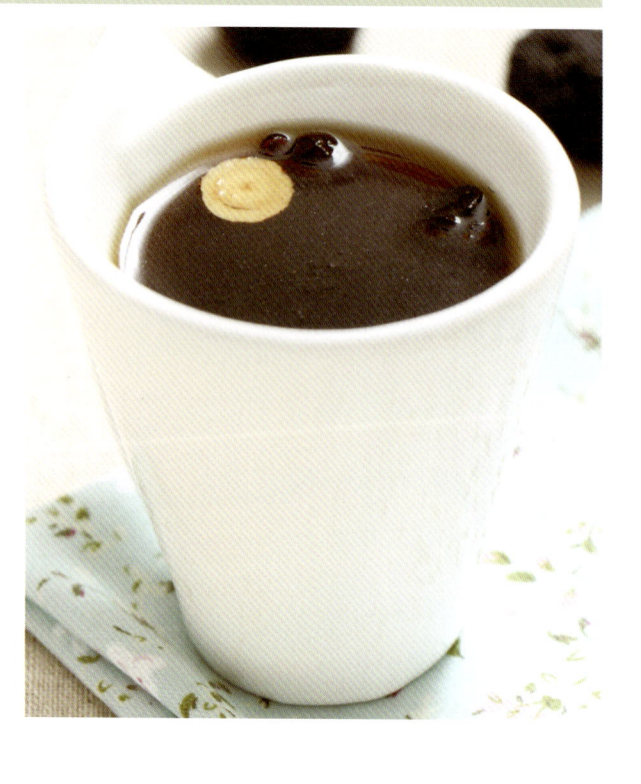

決明子木蝴蝶茶

清肺熱，利咽清嗓

材料
- 決明子 10克
- 膨大海 1枚
- 甜菊葉 2克
- 木蝴蝶 2克

泡法
將所有材料一起放入杯中，倒入沸水，蓋上蓋子悶泡約5分鐘即可。

不宜飲用人群
- 風寒咳嗽者
- 脾胃虛寒者
- 孕婦

最佳飲用時間
- 咽喉腫痛、音啞時
- 扁桃腺發炎時
- 急慢性氣管炎時

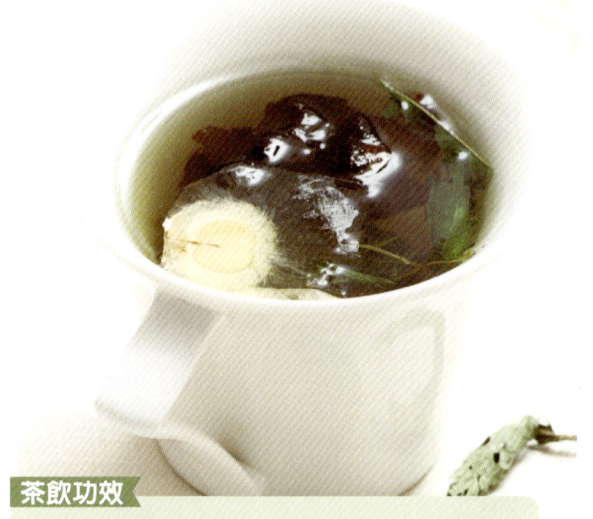

茶飲功效
這款茶飲清熱潤肺、利咽解毒，對咽喉腫痛、喉嚨乾癢音啞、急慢性氣管炎、扁桃腺炎有較好的調理效果

膨大海菊花麥冬茶包

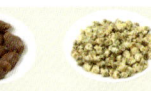

清咽潤喉

材料
- 膨大海 10枚
- 菊花 30克
- 麥冬 50克

泡法
1. 將全部材料分成10份，分別裝入10個茶包中。
2. 每次取1個茶包，沸水沖泡，悶15分鐘左右即可，可反覆沖泡。

不宜飲用人群
- 腸胃功能不佳者
- 血壓偏低者

最佳飲用時間
- 咽喉腫痛時
- 痰熱咳嗽時

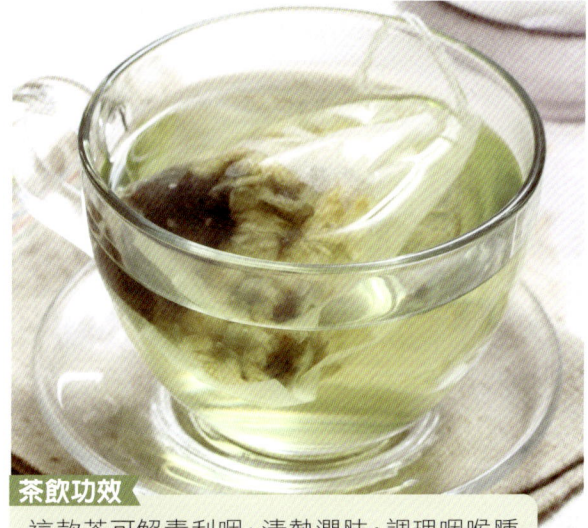

茶飲功效
這款茶可解毒利咽、清熱潤肺，調理咽喉腫痛、口乾舌燥、肺燥乾咳等症。

便秘

飲食原則
- 宜增加飲食中膳食纖維的攝取量，多食蔬菜
- 多飲水
- 忌主食過於精細
- 忌食辣椒、咖啡、酒等刺激性食物

桃花蜜茶　緩解燥熱便秘

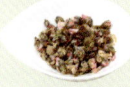

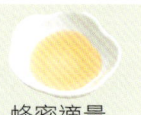

材料
桃花3克　　蜂蜜適量

泡法
將桃花放入杯中，倒入沸水，浸泡3～5分鐘後，濾出茶湯，待茶湯溫熱時調入蜂蜜即可

不宜飲用人群
- 脾胃虛寒者
- 孕婦

最佳飲用時間
- 燥熱便秘時
- 小便量少時

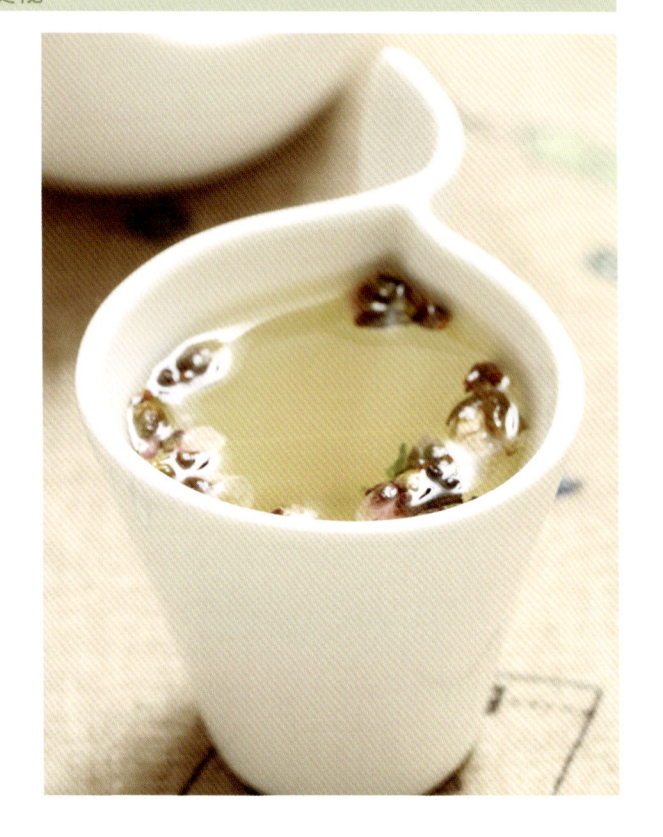

茶飲功效

桃花	+	蜂蜜	»	清熱潤燥、瀉下通便
潤燥滑腸、瀉下利水		潤腸通便		

杏仁潤腸茶　潤腸燥

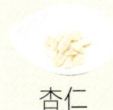

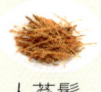

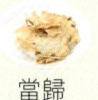

材料
- 杏仁 2克
- 人參鬚 8克
- 當歸 8克

泡法
將杏仁壓碎,與人參鬚、當歸一起放入杯中,倒入沸水,蓋上蓋子悶泡約15分鐘即可。

不宜飲用人群
- 脾虛易腹瀉者

最佳飲用時間
- 腸燥便秘時
- 便秘伴口乾、肺熱時

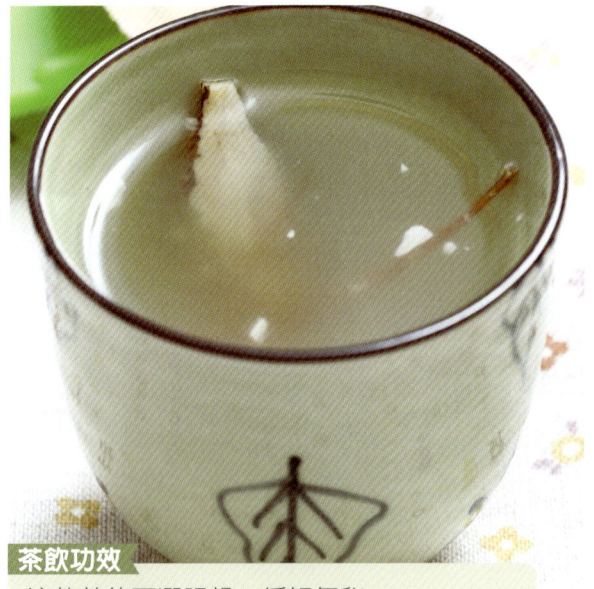

茶飲功效
這款茶飲可潤腸燥,緩解便秘。

蘋果綠茶　緩解輕度便秘

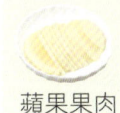

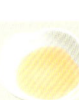

材料
- 蘋果果肉 50克
- 綠茶 3克
- 蜂蜜 適量

泡法
1. 將蘋果果肉切成薄片。
2. 將綠茶放入杯中,倒入85℃左右的開水,3~5分鐘後濾茶湯,放入蘋果片,待溫熱時調入蜂蜜即可。

不宜飲用人群
- 糖尿病患者

最佳飲用時間
- 大便乾燥時
- 輕度便秘時

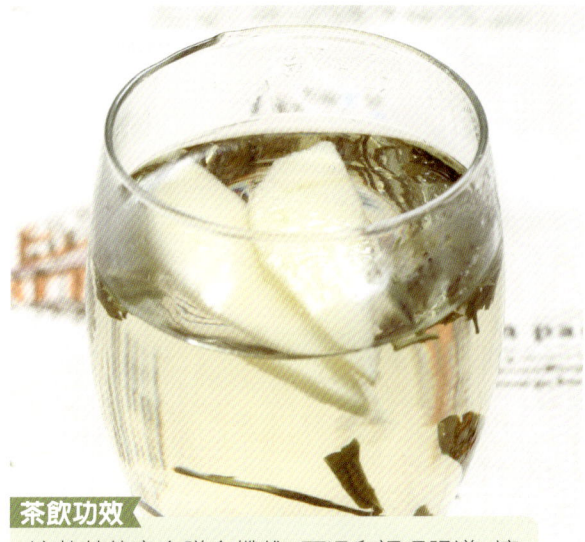

茶飲功效
這款茶飲富含膳食纖維,可溫和調理腸道,適宜便秘症狀不嚴重者飲用。

腹瀉

飲食原則
- 宜食清淡、易消化的食物，避免食用富含膳食纖維的食物
- 宜適量補水和鈉、鉀等礦物質，避免脫水
- 宜選擇蛋、瘦肉等低脂、高蛋白食物
- 忌食油炸、油煎等不易消化的食物

紫蘇甘菊茶　消炎止瀉

材料

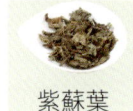

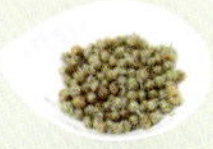

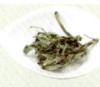

紫蘇葉	野菊花	薄荷葉
3克	3克	3克

泡法
將所有材料一起放入杯中，倒入沸水，浸泡3～5分鐘即可。

不宜飲用人群
- 氣虛者

最佳飲用時間
- 腹瀉腹痛時
- 食慾不佳時
- 胃部不適時

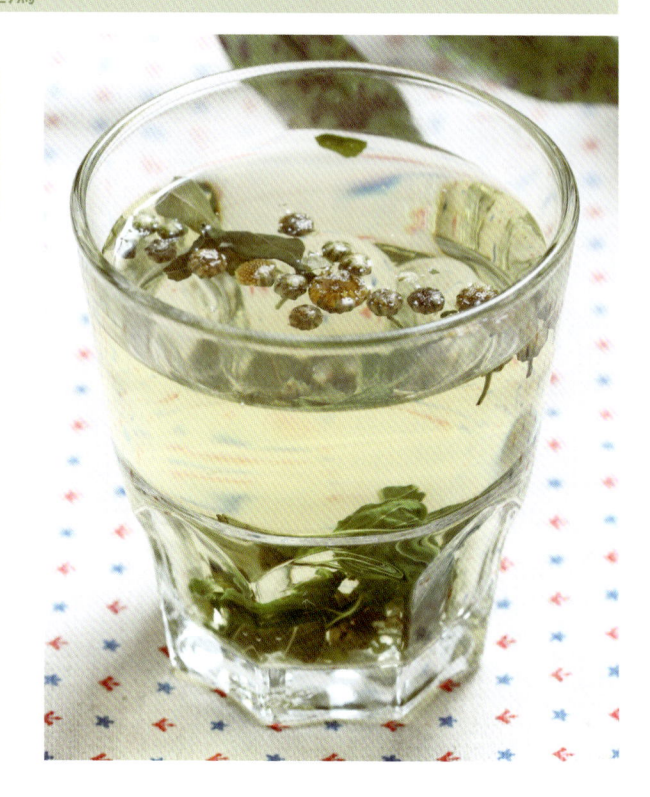

茶飲功效

紫蘇葉
散寒理氣、解毒止痛
＋
野菊花
清火解毒、抗菌消炎
＋
薄荷葉
消炎鎮痛
》
消炎止瀉

石榴皮茶　止瀉驅蟲

材料

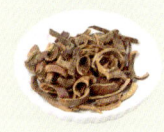

石榴皮15克

泡法

將石榴皮洗淨,切成小塊,放入杯中,倒入沸水,悶泡約10分鐘即可。

不宜飲用人群

- 大便乾燥者

最佳飲用時間

- 痢疾腹瀉時
- 腸道感染寄生蟲時

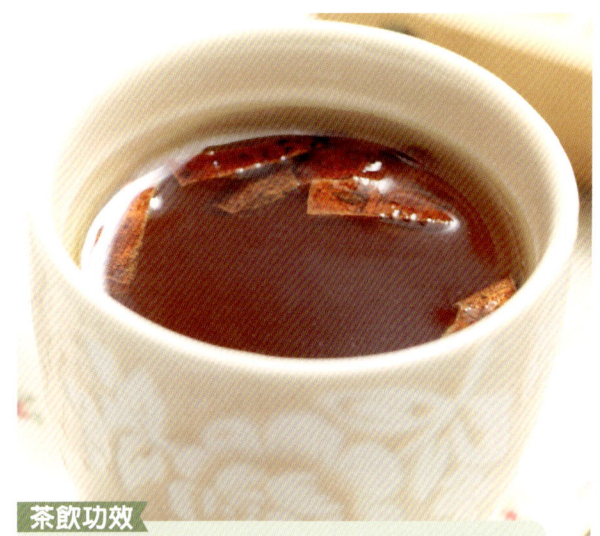

茶飲功效

這款茶飲可止瀉、驅蟲,對痢疾有調理作用。

烏梅芡實茶　補脾止瀉

材料

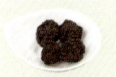

烏梅4顆　芡實15克　白朮11克
熟地黃10克　山楂片15克

泡法

烏梅去核、切碎,其餘材料研成粉末。所有材料混合後分裝入10個茶包中,每次取1個茶包放入杯中倒入沸水,浸泡約5分鐘即可。

不宜飲用人群

- 便秘者

最佳飲用時間

- 結腸炎時
- 頻尿時
- 脾胃虛弱、食慾不佳時

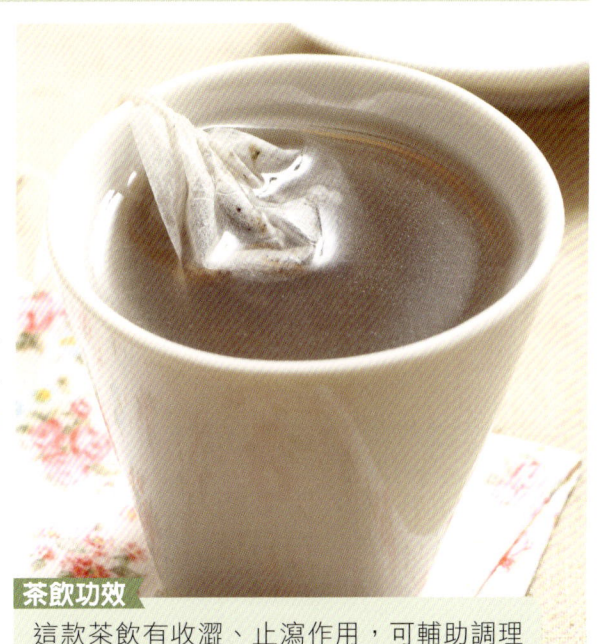

茶飲功效

這款茶飲有收澀、止瀉作用,可輔助調理結腸炎。

魚腥草山楂茶 健脾止瀉

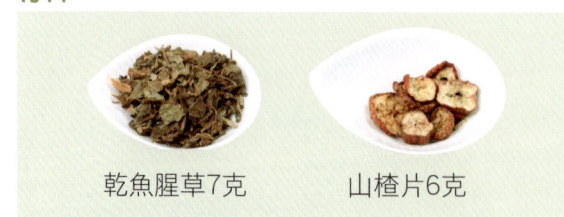

材料

乾魚腥草7克　　山楂片6克

泡法
將乾魚腥草、山楂片一起放入杯中，倒入沸水，蓋上蓋子悶泡約10分鐘即可。

不宜飲用人群
- 孕婦
- 體質虛寒者

最佳飲用時間
- 腸炎腹瀉時
- 脾虛食慾缺乏時

茶飲功效
魚腥草是天然消炎藥，含抗菌成分，可解大腸熱毒；山楂可健脾胃、補脾止瀉。

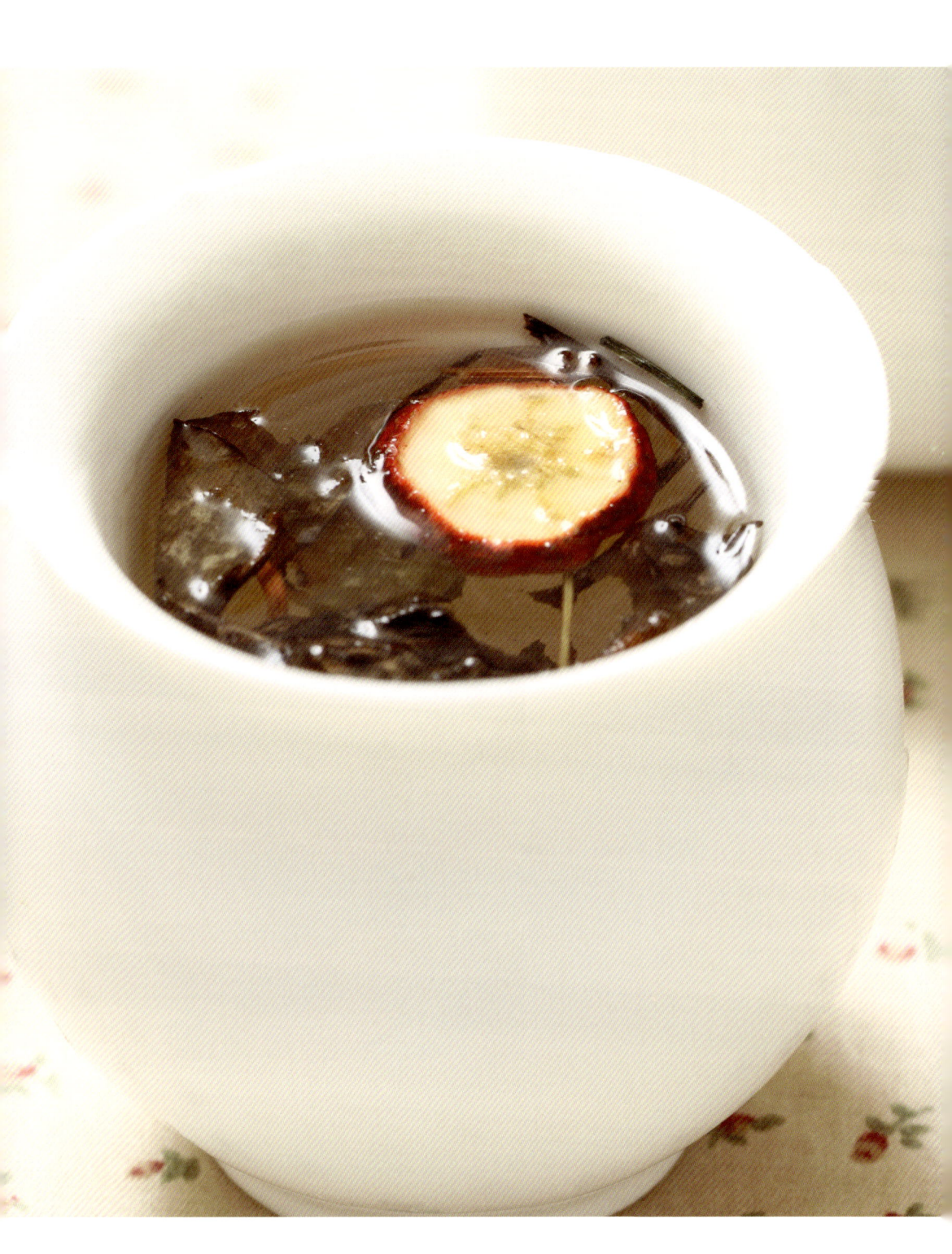

消化不良

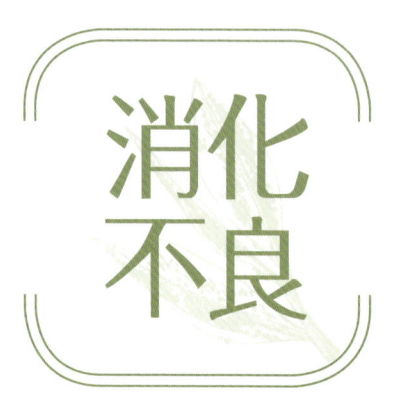

飲食原則
- 飲食宜清淡、易消化
- 多吃富含多種維生素的食物
- 宜少食多餐
- 忌食生冷、刺激性食物
- 忌食油膩、不易消化的食物

洛神果茶　輔助調理消化不良

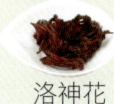

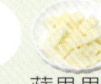

材料

| 洛神花 5克 | 玫瑰花 3克 | 蘋果果肉 30克 |

泡法

將蘋果果肉切成薄片，然後將蘋果片、洛神花、玫瑰花一起放入杯中，倒入沸水，浸泡約5分鐘即可。

不宜飲用人群
- 內熱者
- 胃酸過多者

最佳飲用時間
- 消化不良時
- 氣滯腹脹時
- 便秘時

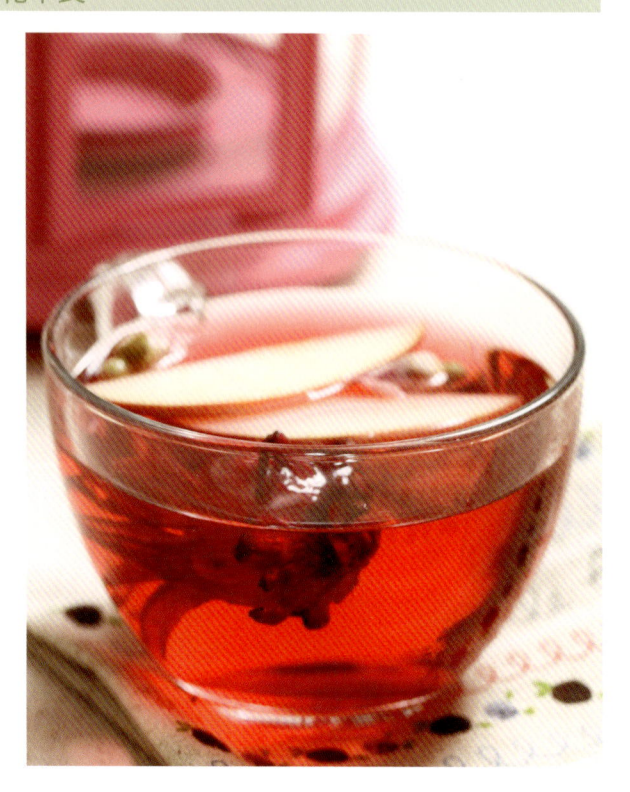

茶飲功效

洛神花	玫瑰花	蘋果	
富含有機酸，可促進消化	和脾健胃、理氣解鬱	有止瀉、通便雙向調理腸胃的作用	促消化、健脾胃

檸檬草茶　解膩，促消化

材料

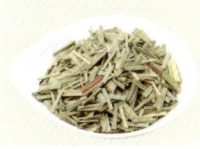

檸檬草10克

泡法
將檸檬草放入杯中，倒入沸水，蓋上蓋子悶泡約5分鐘即可。

不宜飲用人群
- 孕婦

最佳飲用時間
- 進食油膩飲食腹脹時
- 飲食失調導致腹瀉時
- 脾虛食慾不佳時

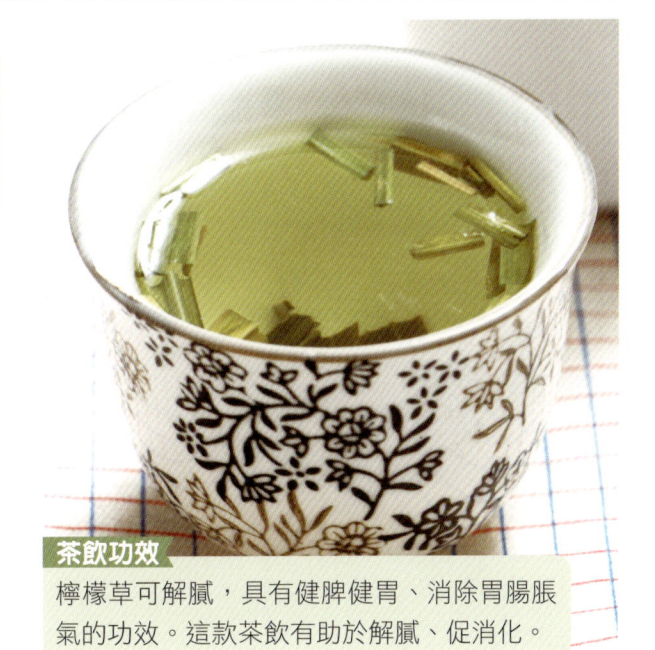

茶飲功效
檸檬草可解膩，具有健脾健胃、消除胃腸脹氣的功效。這款茶飲有助於解膩、促消化。

月桂茶　開胃，助消化

材料

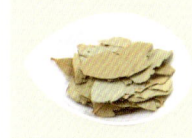

月桂葉（香葉）3克

泡法
將月桂葉放入杯中，倒入沸水，蓋上蓋子悶泡約5分鐘即可。

不宜飲用人群
- 孕婦
- 哺乳期女性

最佳飲用時間
- 積食腹脹時
- 胃口不佳時
- 工作、學習壓力大導致食慾不振時

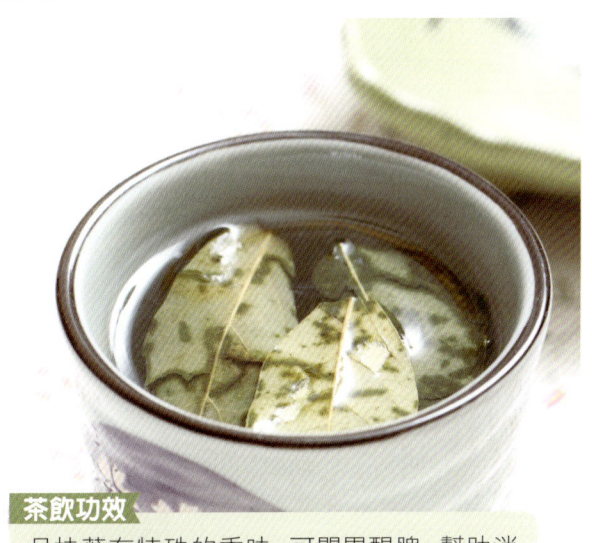

茶飲功效
月桂葉有特殊的香味，可開胃醒脾，幫助消化。這款茶飲有助於開胃、促消化。

失眠

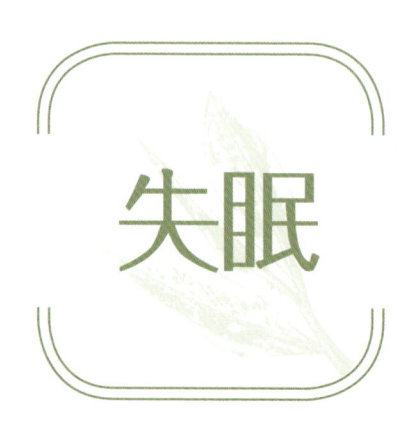

飲食原則
- 飲食宜清淡、易消化
- 多食用富含鈣、鎂、鋅等礦物質的食物
- 多吃養血安神、鎮靜催眠的食物
- 忌睡前飲濃茶、咖啡
- 忌睡前飽食

酸棗仁茶　安神靜心

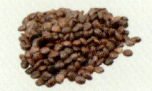

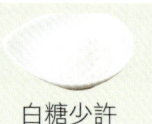

材料

酸棗仁15克　　白糖少許

泡法
將酸棗仁碾碎，裝入茶包，將茶包放入杯中，倒入沸水，蓋上蓋子悶泡約10分鐘，飲用時調入白糖即可。

不宜飲用人群
- 熱性體質者

最佳飲用時間
- 心煩不眠時
- 神經衰弱無法入睡時

茶飲功效
這款茶飲可安神、靜心、除煩，緩解神經衰弱、失眠。

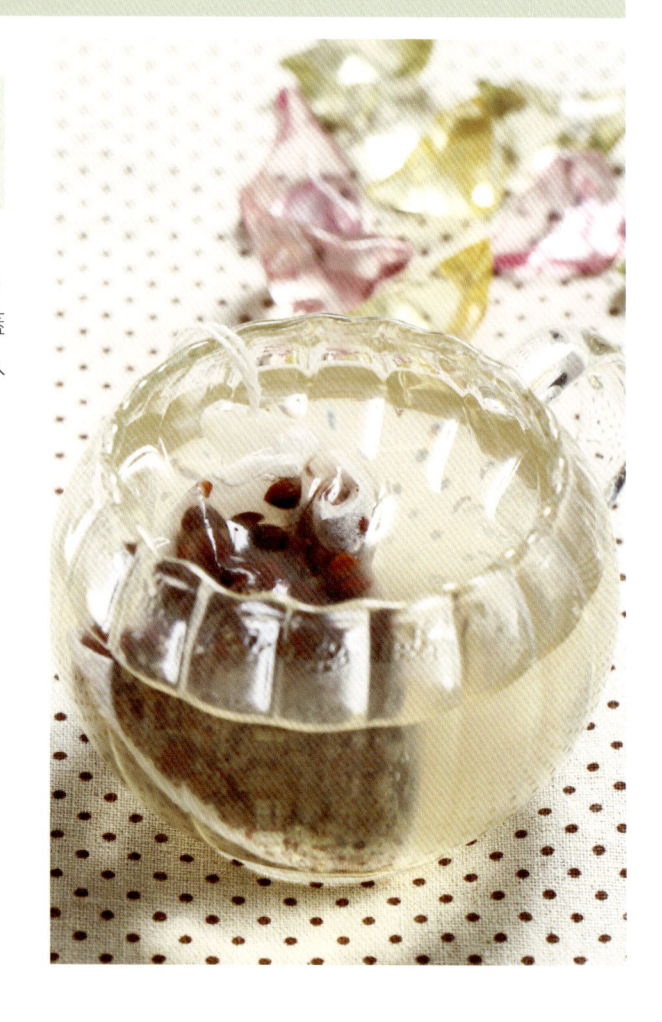

百合花茶　改善睡眠

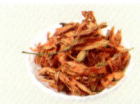

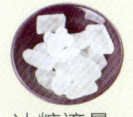

材料

百合花5克　　冰糖適量

泡法

將百合花、冰糖一起放入杯中，倒入沸水，浸泡約5分鐘後，調勻味道即可。

不宜飲用人群

- 外感風寒咳嗽者
- 脾胃虛寒者

最佳飲用時間

- 睡眠不佳時
- 心煩不安時
- 有色斑、膚色暗沉時

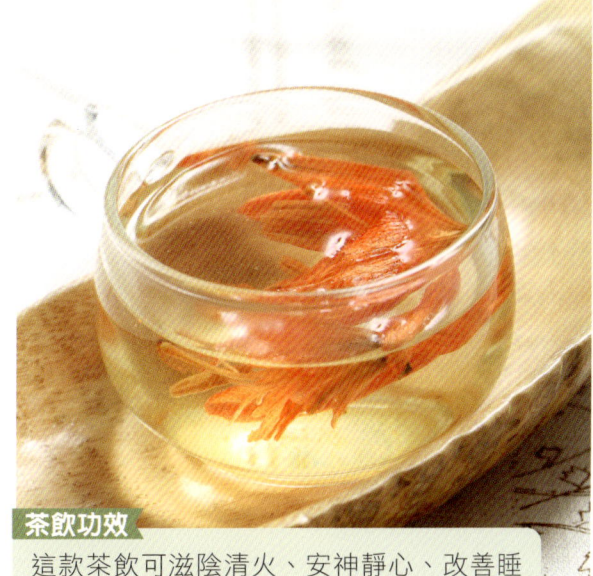

茶飲功效

這款茶飲可滋陰清火、安神靜心、改善睡眠，有助於改善膚色暗沉、消除色斑。

勿忘我薰衣草茶　調節神經，改善睡眠

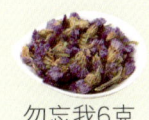

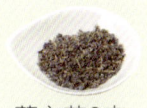

材料

勿忘我6克　　薰衣草3克

泡法

將勿忘我、薰衣草一起放入杯中，倒入沸水，浸泡約5分鐘即可。

不宜飲用人群

- 脾胃虛寒者
- 孕婦

最佳飲用時間

- 心煩不能入睡時
- 精神過於緊張時
- 睡眠品質不佳時

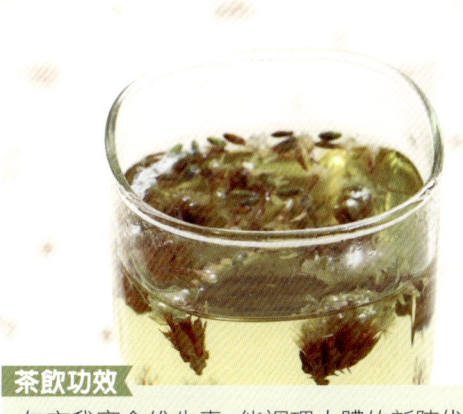

茶飲功效

勿忘我富含維生素，能調理人體的新陳代謝。薰衣草有鎮靜催眠作用。這款茶飲有助於調節神經，緩解失眠。

菩提甘菊茶 緩解緊張情緒，改善睡眠

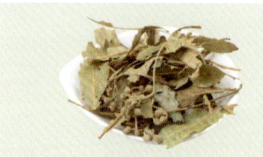

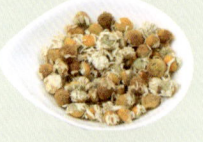

材料

菩提葉5克　　洋甘菊5克

泡法
將所有材料一起放入杯中，倒入沸水，蓋上蓋子悶泡約10分鐘即可。

不宜飲用人群
- 孕婦

最佳飲用時間
- 精神緊張時
- 失眠時

茶飲功效
菩提葉、洋甘菊均可安定心神，緩解因壓力大而導致的睡眠不佳。這款茶飲有助於改善睡眠。

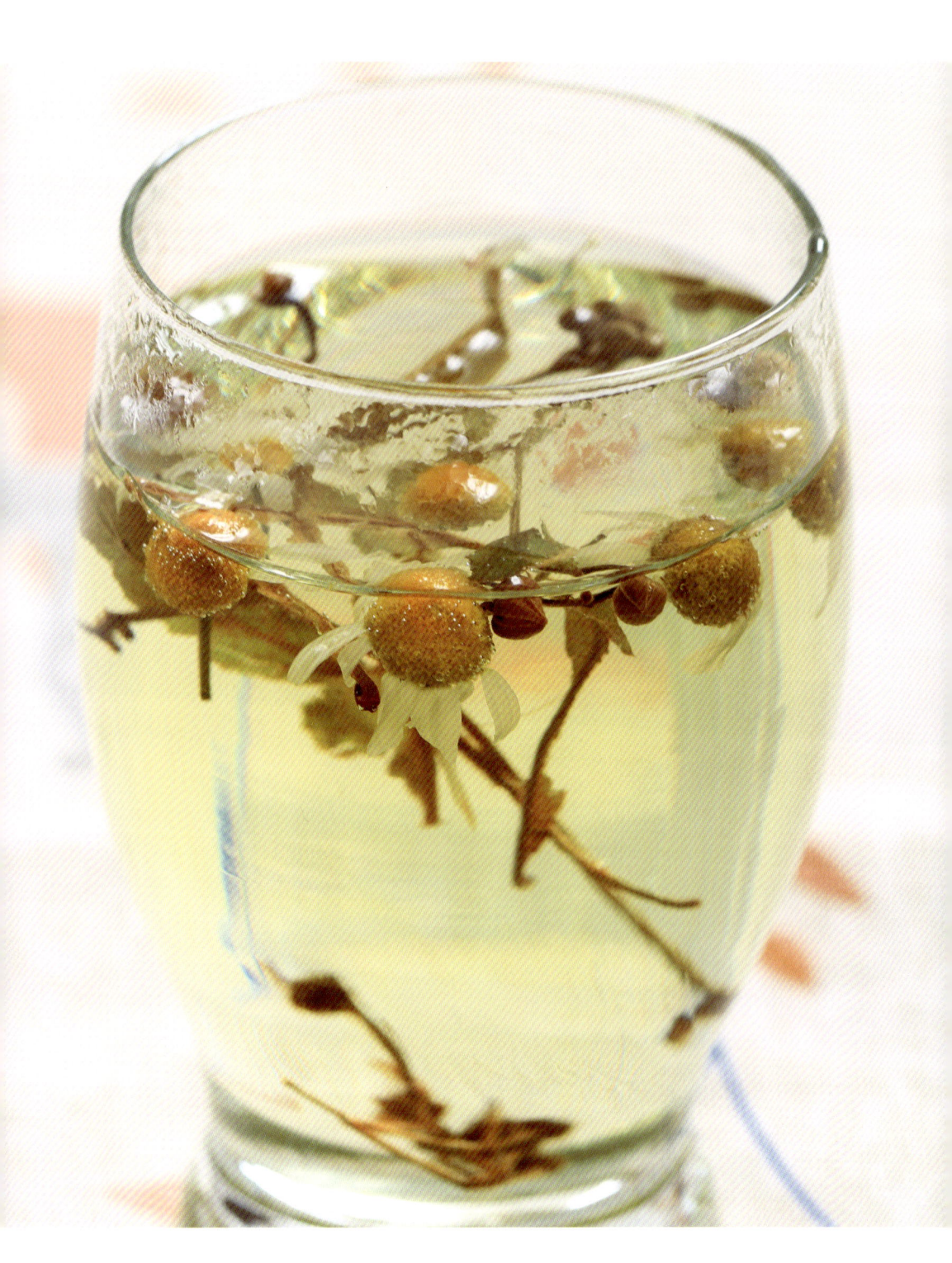

其他常見病症保健茶飲範例

病症	茶名	組成
鬚髮早白	桑葚首烏茶	桑葚+制首烏
口腔潰瘍	金銀花蒲公英茶	金銀花+蒲公英
遺精	蓯蓉芡實茶	肉蓯蓉+芡實
陽痿	牛膝肉桂茶	牛膝+肉桂
早洩	杞麥地黃蔘茶	枸杞子+麥冬+生地黃+太子蔘
攝護腺肥大	王不留行茶	王不留行+澤瀉+綠茶
攝護腺肥大	通草牛膝茶	通草+牛膝
低血壓	黃耆麥冬蔘茶	太子蔘+黃耆+麥冬
低血壓	黃耆茶	炙黃耆+升麻
心臟病	益母草山楂茶	益母草+山楂
頸椎病	益腎通絡茶	仙靈脾+熟地黃+牛膝+葛根+全蠍
頸椎病	黃耆二蔘茶	黃耆+黨蔘+丹蔘+葛根
腰椎病	杜仲寄生茶	杜仲+桑寄生
骨質疏鬆	地烏山萸茶	地黃+制首烏+山萸肉
風濕性關節炎	牛膝桑枝茶	川牛膝+木瓜+桑枝+雞血藤
痔瘡	槐花茶	槐花+地黃
白內障	四子明目茶	菟絲子+沙苑子+枸杞子+女貞子
青光眼	決明子茶	決明子+夏枯草
膽結石	金錢草利膽茶	金錢草+郁金+雞內金
膽囊炎	三黃柴胡涼血茶	黃芩+黃連+大黃+柴胡+丹蔘
脂肪肝	陳皮薏米茶	陳皮+半夏+薏米
慢性胃炎	石斛玉竹茶	石斛+玉竹+麥冬
胃、十二指腸潰瘍	香附姜陳茶	香附+生薑+陳皮+烏賊骨
肝炎	板藍大青葉茶	板藍根+大青葉+金錢草
腎炎	防己黃耆茶	防己+炙黃耆+白術+茯苓+薏米
小便頻數	芡實保健茶	芡實+白術+茯苓+菟絲子

Part
5

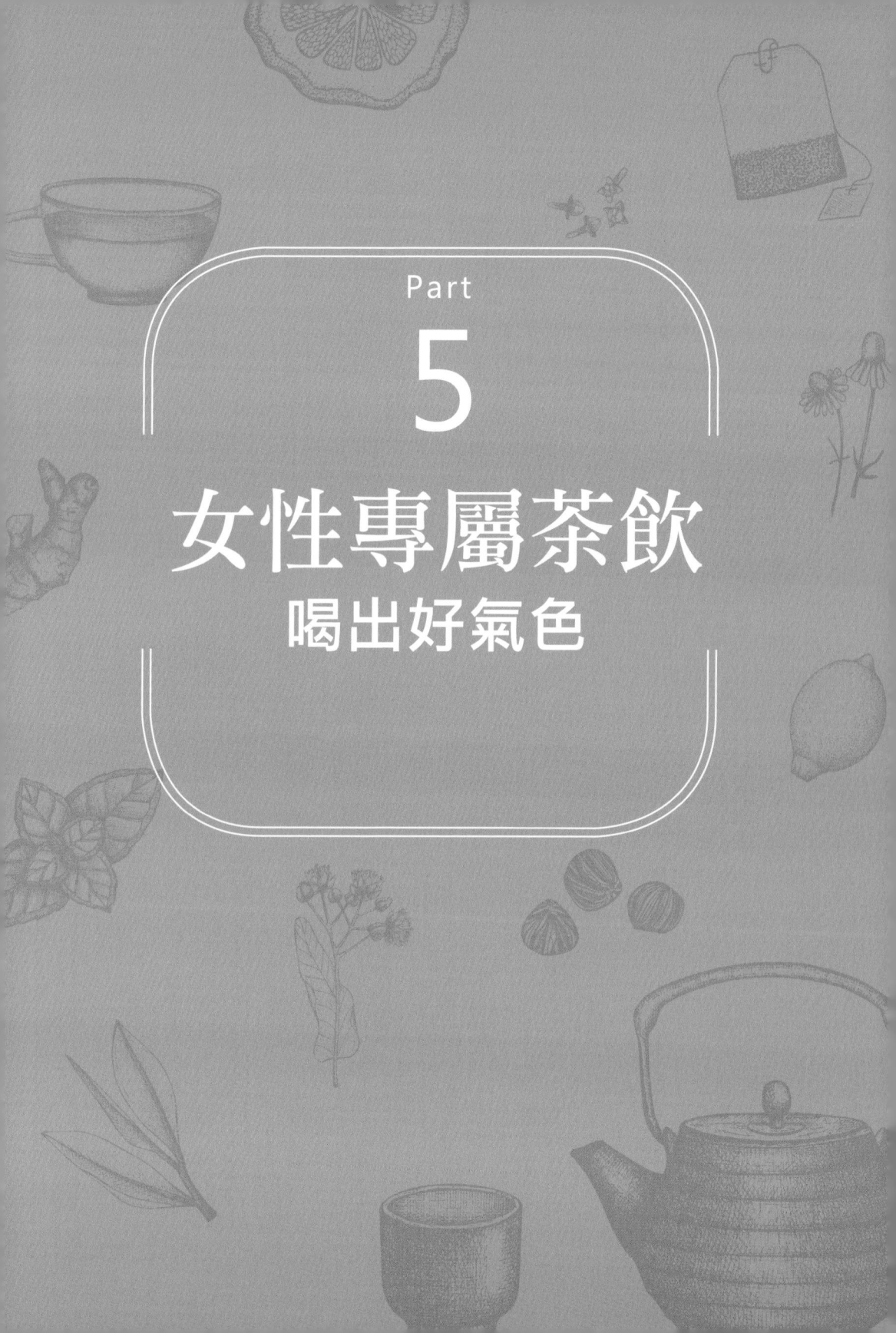

女性專屬茶飲
喝出好氣色

美膚養顏

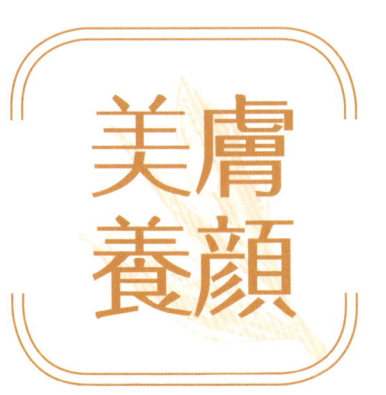

飲食原則
- 多吃富含維生素的新鮮蔬果
- 宜食用補氣養血的食物
- 忌食辛辣、油膩食物

勿忘我玫瑰茶　消炎，美白

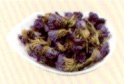

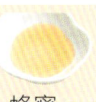

材料

| 勿忘我 5克 | 玫瑰花 5克 | 蜂蜜 適量 |

泡法
將勿忘我、玫瑰花放入杯中，倒入適量沸水，浸泡3～5分鐘，涼至溫熱，調入蜂蜜即可。

不宜飲用人群
- 體質燥熱者

最佳飲用時間
- 皮膚粗糙時
- 內分泌失調時

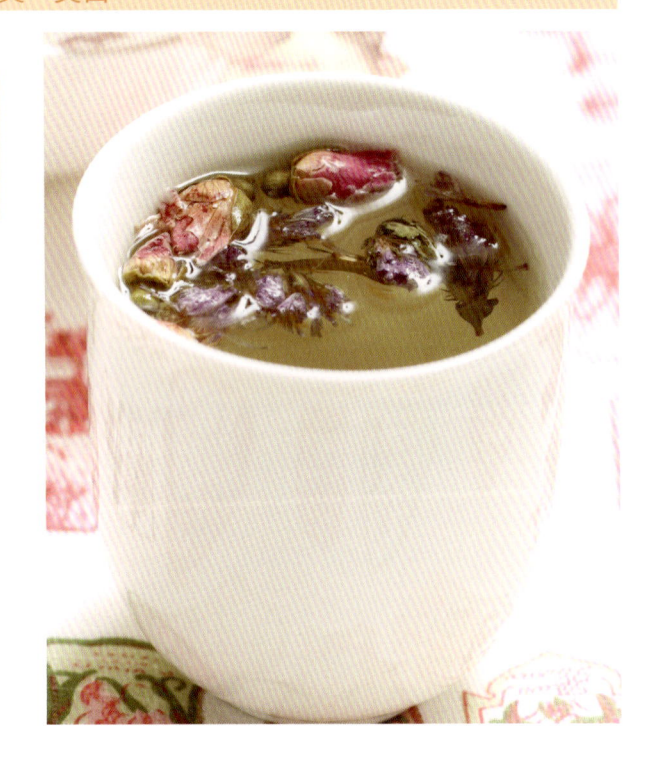

茶飲功效

勿忘我	玫瑰花	蜂蜜	
滋陰補腎，對預防粉刺、皮膚粗糙、雀斑等有較好的效果	+ 富含鞣酸，有助於改善內分泌失調，美容養顏	+ 富含果糖，可滋養肌膚	≫ 消炎、美白

月季花茶 活血潤膚

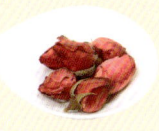

材料
月季花 6克

泡法
將月季花放入杯中，倒入沸水，浸泡約3分鐘即可。

不宜飲用人群
- 孕婦

最佳飲用時間
- 氣血不通導致膚色暗沉時
- 肝氣不疏導致胸腹疼痛時
- 氣血失調導致月經紊亂時

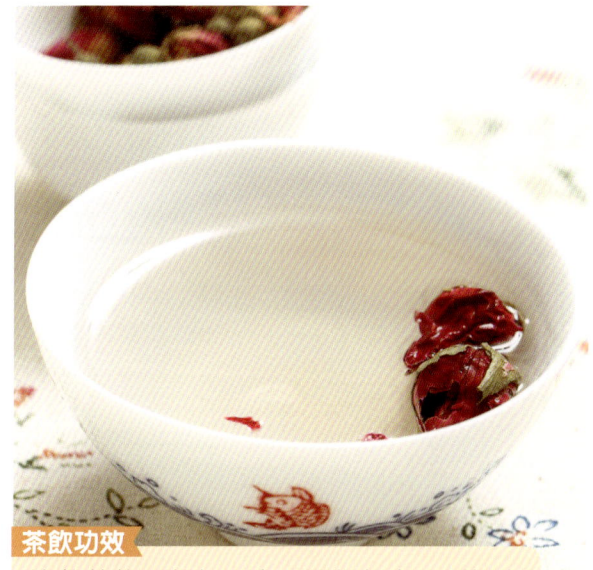

茶飲功效
這款茶飲可行氣活血，通暢氣血，緩解皮膚乾燥。

羅蘭美膚茶 潤膚，防乾燥

材料
紫羅蘭 3克　茉莉花 3克　玫瑰花 5克　金盞花 3克

泡法
將所有材料一起放入杯中，倒入沸水，浸泡3～5分鐘即可。

不宜飲用人群
- 孕婦
- 月經期女性

最佳飲用時間
- 有色斑時
- 皮膚有炎症時
- 皮膚乾燥、缺乏彈性時

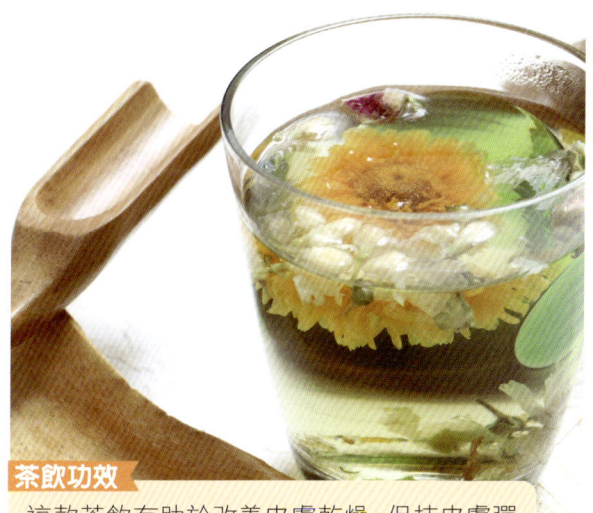

茶飲功效
這款茶飲有助於改善皮膚乾燥，保持皮膚彈性，還有一定的消炎作用。

桃花百合檸檬茶 　祛斑美白，延緩衰老

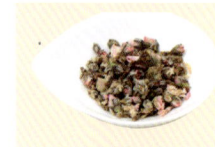

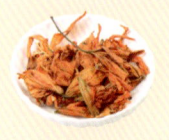

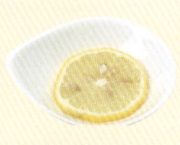

材料

| 桃花3克 | 百合花5克 | 鮮檸檬片10克 |

泡法

將桃花、百合花、鮮檸檬片一起放入杯中，倒入沸水，浸泡約5分鐘即可。

不宜飲用人群

- 孕婦
- 腹瀉者

最佳飲用時間

- 有色斑時
- 皮膚暗沉時
- 便秘時

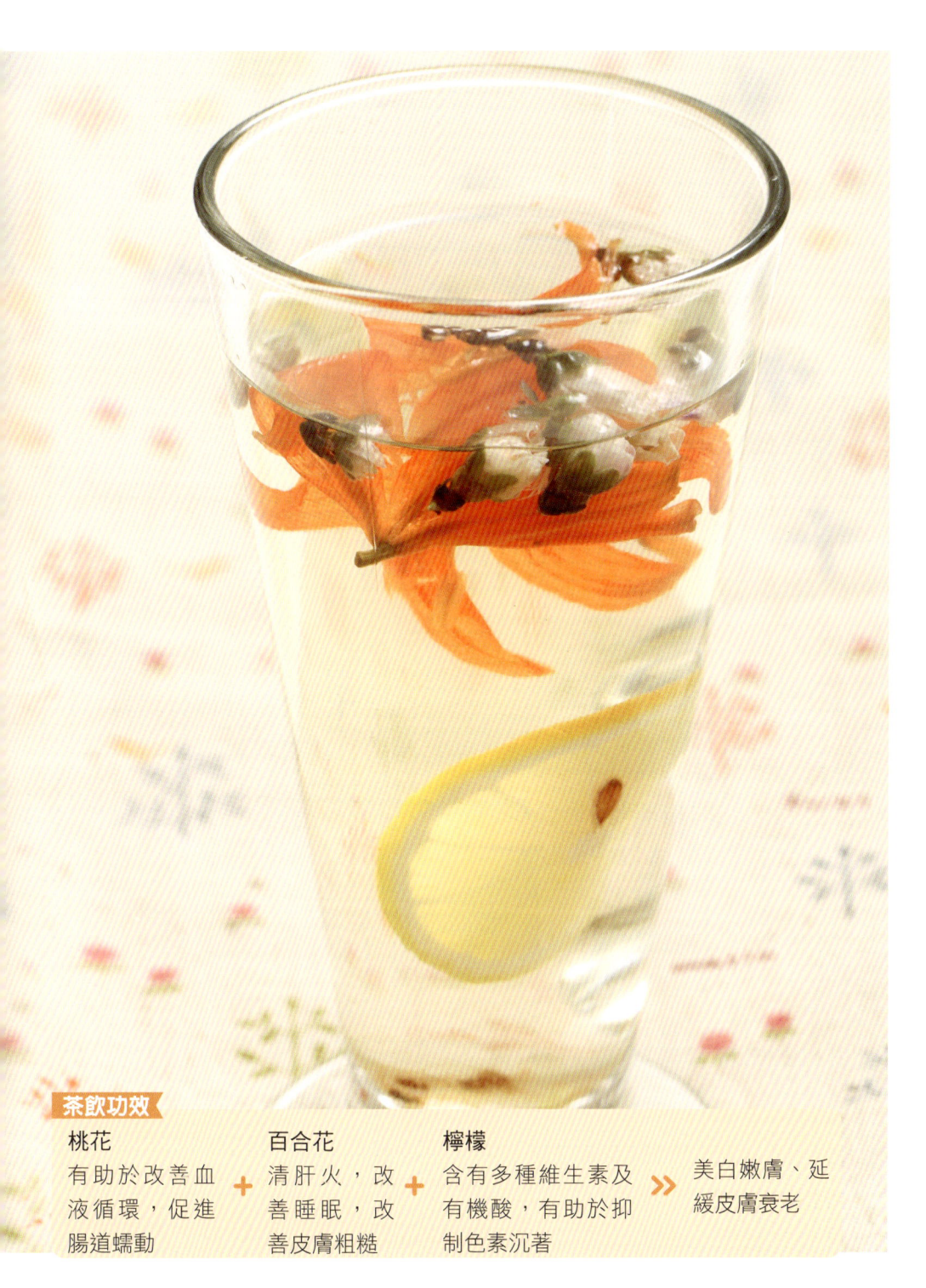

茶飲功效

桃花
有助於改善血液循環，促進腸道蠕動

+

百合花
清肝火，改善睡眠，改善皮膚粗糙

+

檸檬
含有多種維生素及有機酸，有助於抑制色素沉著

》

美白嫩膚、延緩皮膚衰老

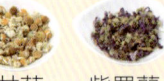

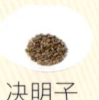

洋甘菊養顏茶 鎮靜淡斑

材料

洋甘菊 5克　紫羅蘭 5克　決明子 3克

泡法

將所有材料一起放入杯中，倒入沸水，蓋上蓋子悶泡約5分鐘即可。

不宜飲用人群

- 腹瀉者
- 低血壓患者
- 孕婦

最佳飲用時間

- 大便乾燥、便秘時
- 肝火旺、心煩不安時

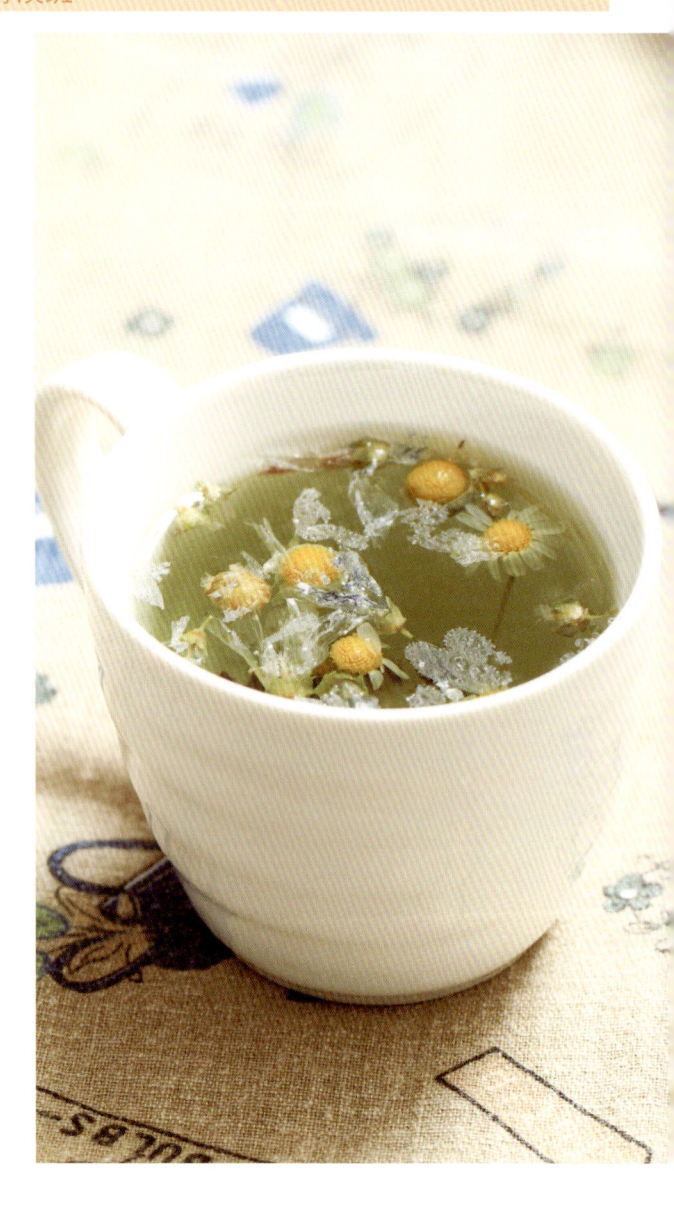

茶飲功效

洋甘菊　舒緩神經、改善睡眠、退肝火
＋
紫羅蘭　清熱解毒、清火養顏、滋潤皮膚
＋
決明子　清熱祛燥、潤腸通便
》》
清腸熱、退肝火、潤腸通便

紅巧梅玫瑰美膚茶　美白肌膚

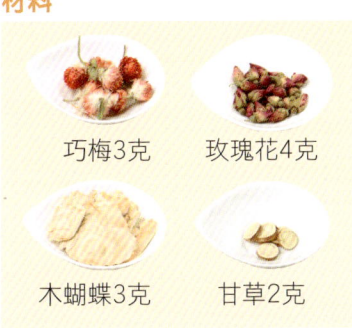

材料
- 巧梅3克
- 玫瑰花4克
- 木蝴蝶3克
- 甘草2克

泡法
將上述所有材料一起放入杯中，倒入沸水，蓋上蓋子悶泡約5分鐘即可。

不宜飲用人群
- 便秘者
- 孕婦

最佳飲用時間
- 脾胃功能不佳時
- 貧血時
- 內分泌失調時

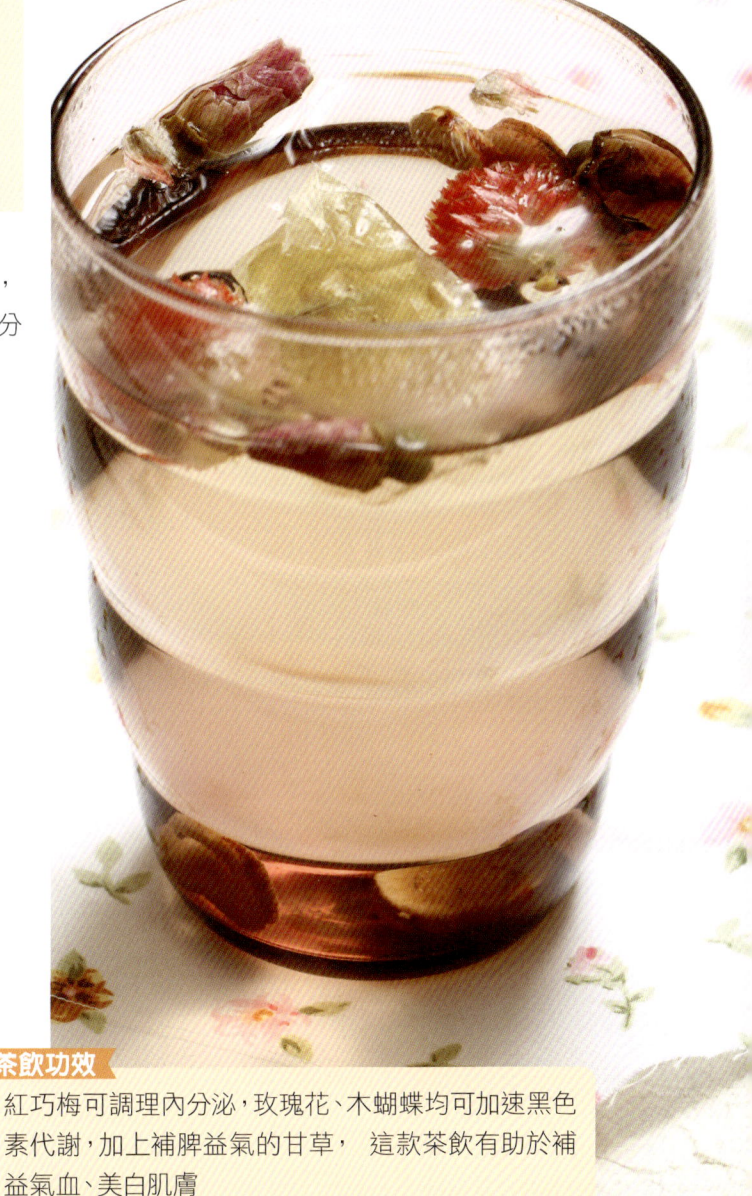

茶飲功效
紅巧梅可調理內分泌，玫瑰花、木蝴蝶均可加速黑色素代謝，加上補脾益氣的甘草，這款茶飲有助於補益氣血、美白肌膚

瘦身纖體

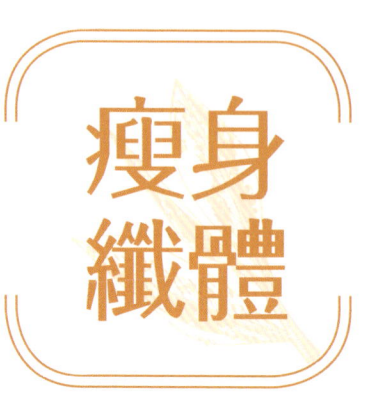

飲食原則
- 宜低油、低糖、低鹽、高膳食纖維飲食
- 多吃利水祛濕、解油膩的食物
- 忌暴飲暴食
- 忌不吃主食

代代花瘦身茶　減脂，通便

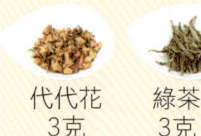

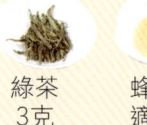

材料
代代花 3克　　綠茶 3克　　蜂蜜 適量

泡法
1. 將代代花、綠茶一起放入杯中，倒入沸水，浸泡約5分鐘，濾取茶湯。
2. 待茶水溫熱後調入蜂蜜即可。

不宜飲用人群
- 孕婦

最佳飲用時間
- 腹脹、腹痛時
- 新陳代謝較慢時
- 脾胃失調導致肥胖時

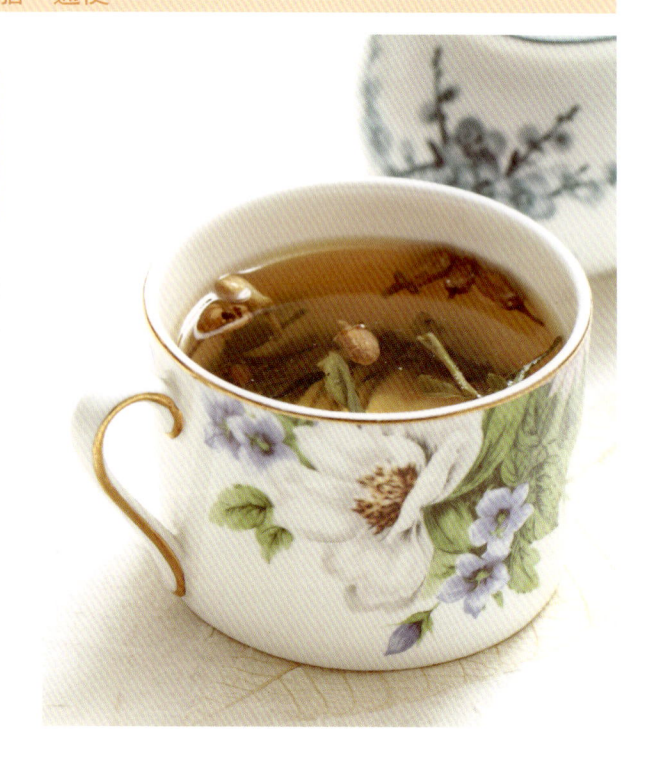

茶飲功效
代代花	綠茶	蜂蜜	
加速新陳代謝，減少脂肪堆積	生津止渴，利尿解乏，促進代謝，有助於消化，利於消脂	潤腸通便	可消脂通便，減少腹部脂肪堆積

決明子山楂減肥茶　減脂排毒

材料
決明子 15克　山楂片 10克　陳皮 5克　甘草 2克

泡法
將所有材料一起放入保溫杯中，倒入沸水，蓋上蓋子悶泡約10分鐘即可。

不宜飲用人群
- 胃痛者
- 易腹瀉者

最佳飲用時間
- 腸胃積食時
- 氣滯腹脹時
- 長期便秘導致腹部肥胖時

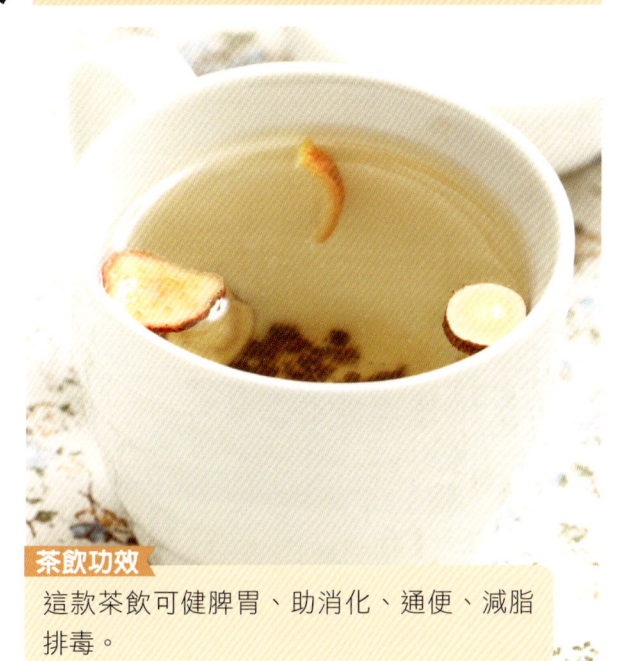

茶飲功效
這款茶飲可健脾胃、助消化、通便、減脂排毒。

馬鞭草瘦腿茶　利水消腫

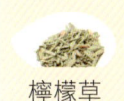

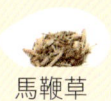

材料
檸檬草 5克　馬鞭草 5克　迷迭香 5克

泡法
將所有材料一起放入杯中，倒入沸水，蓋上蓋子悶泡10分鐘左右即可。

不宜飲用人群
- 脾胃虛寒者
- 孕婦

最佳飲用時間
- 長時間站立時
- 雙腿出現水腫時
- 久坐時

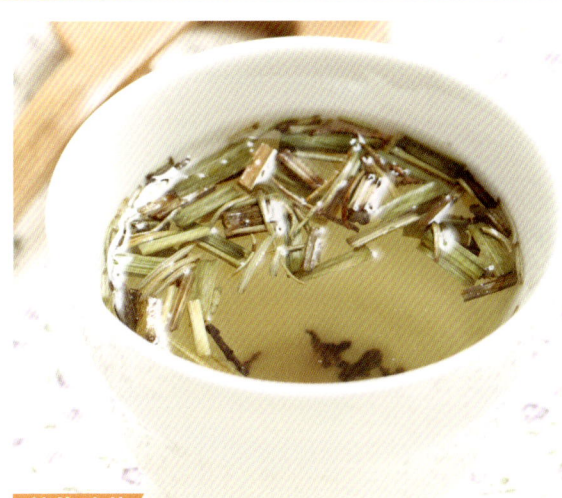

茶飲功效
這款茶飲有助於改善下半身水腫，消除體內多餘水分，美化雙腿曲線。

花葉減肥茶 　減脂瘦身

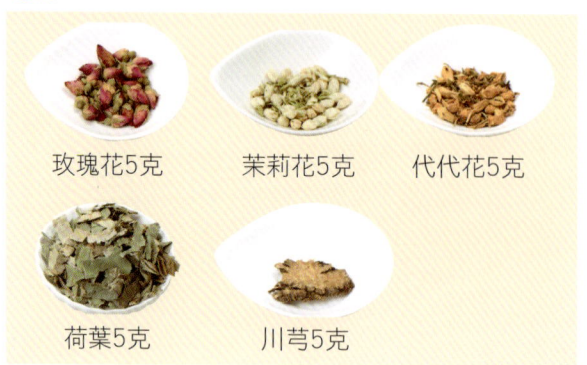

材料

玫瑰花5克　茉莉花5克　代代花5克

荷葉5克　川芎5克

泡法
將所有材料一起放入茶壺中，倒入沸水，蓋上蓋子悶泡約10分鐘即可。

不宜飲用人群
- 無明顯禁忌人群

最佳飲用時間
- 肥胖時
- 飲食油膩時
- 腸熱大便乾燥時

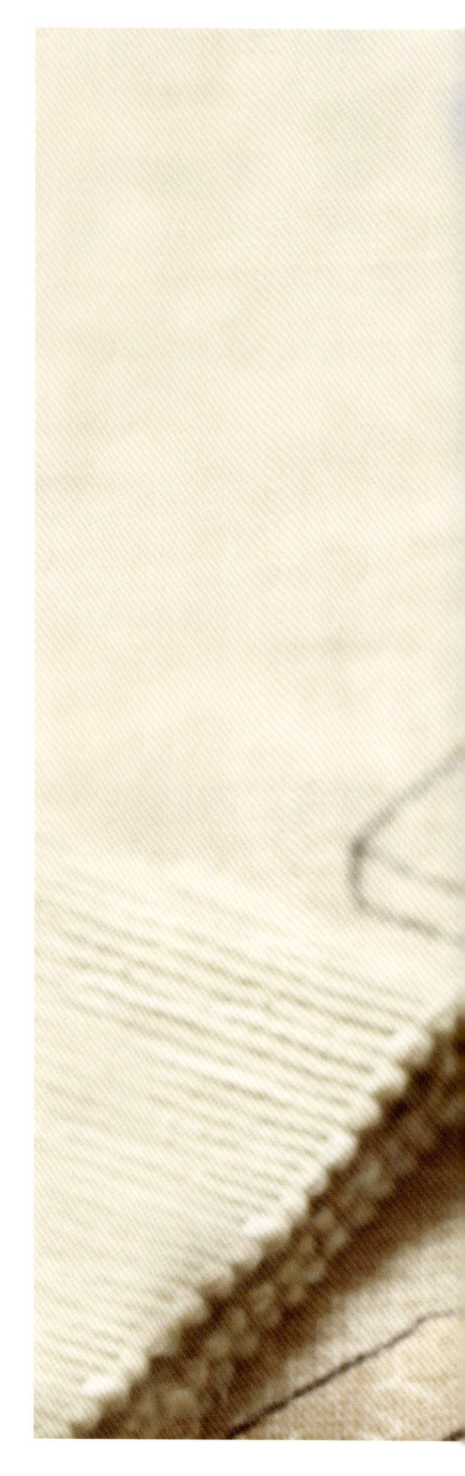

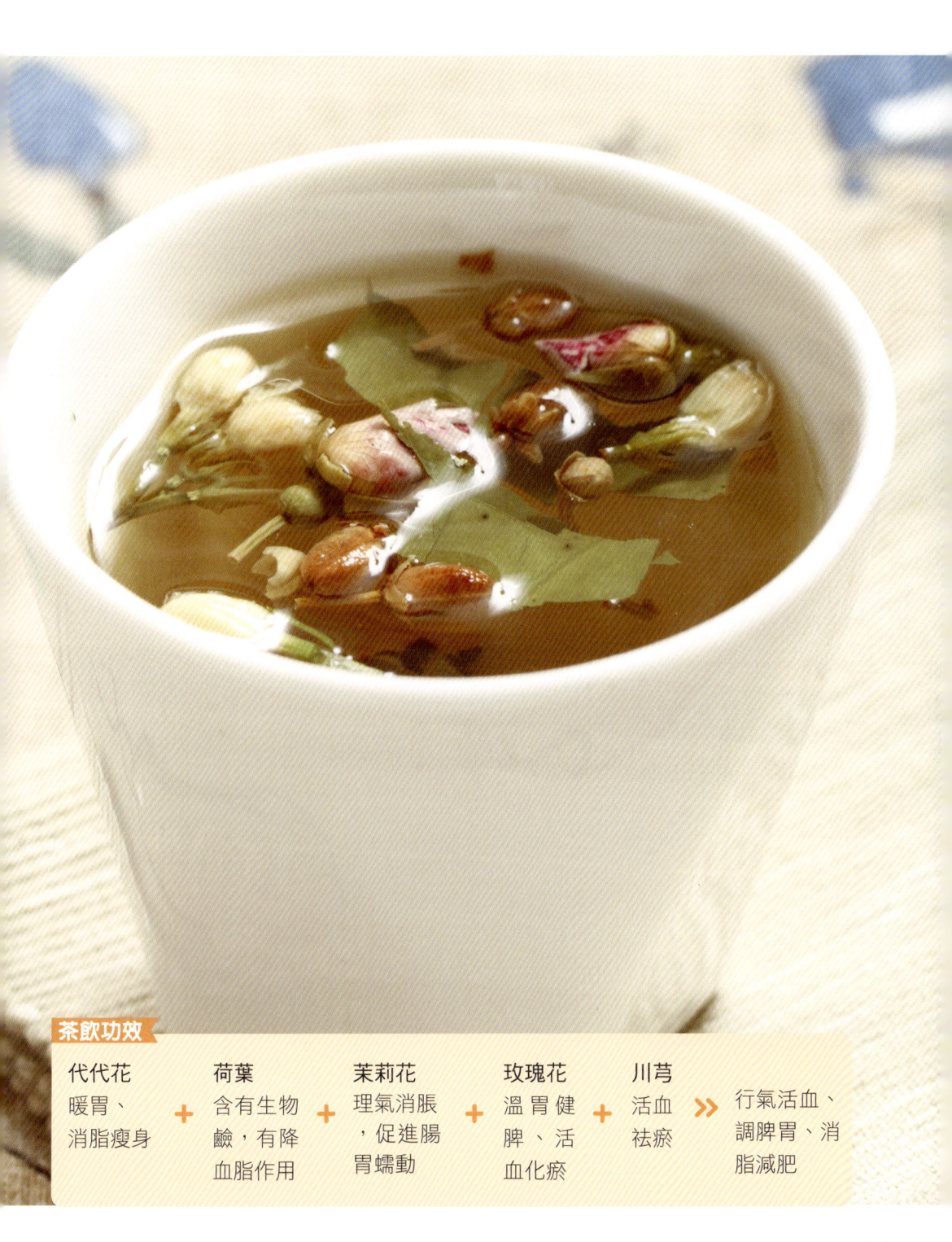

茶飲功效

代代花
暖胃、消脂瘦身

+

荷葉
含有生物鹼，有降血脂作用

+

茉莉花
理氣消脹，促進腸胃蠕動

+

玫瑰花
溫胃健脾、活血化瘀

+

川芎
活血祛瘀

» 行氣活血、調脾胃、消脂減肥

烏龍金銀花減肥茶 消脂瘦身

材料

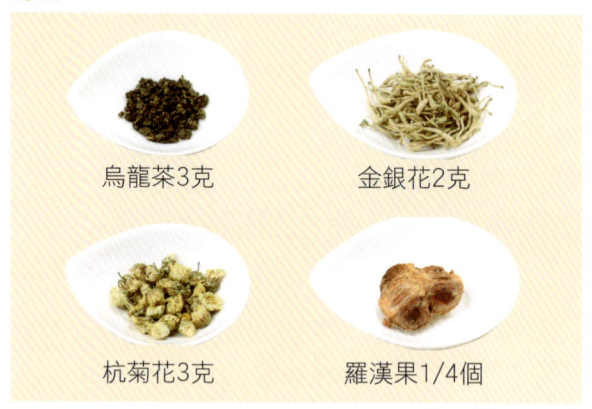

- 烏龍茶3克
- 金銀花2克
- 杭菊花3克
- 羅漢果1/4個

泡法

將羅漢果拍碎，與其他材料一起放入杯中，倒入沸水，蓋上蓋子悶泡約8分鐘即可。

不宜飲用人群

- 無明顯禁忌

最佳飲用時間

- 肥胖時
- 飲食太油膩時
- 腸熱大便乾燥時

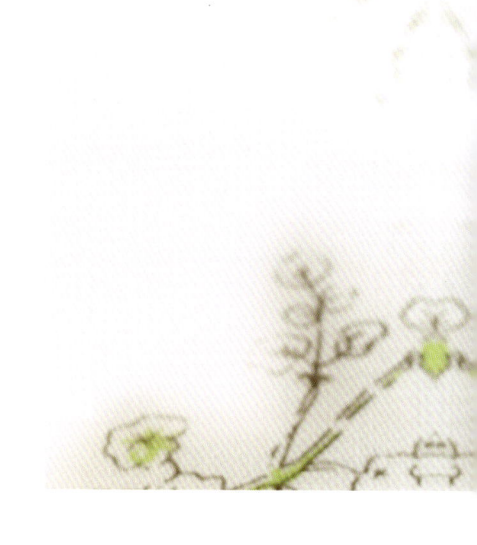

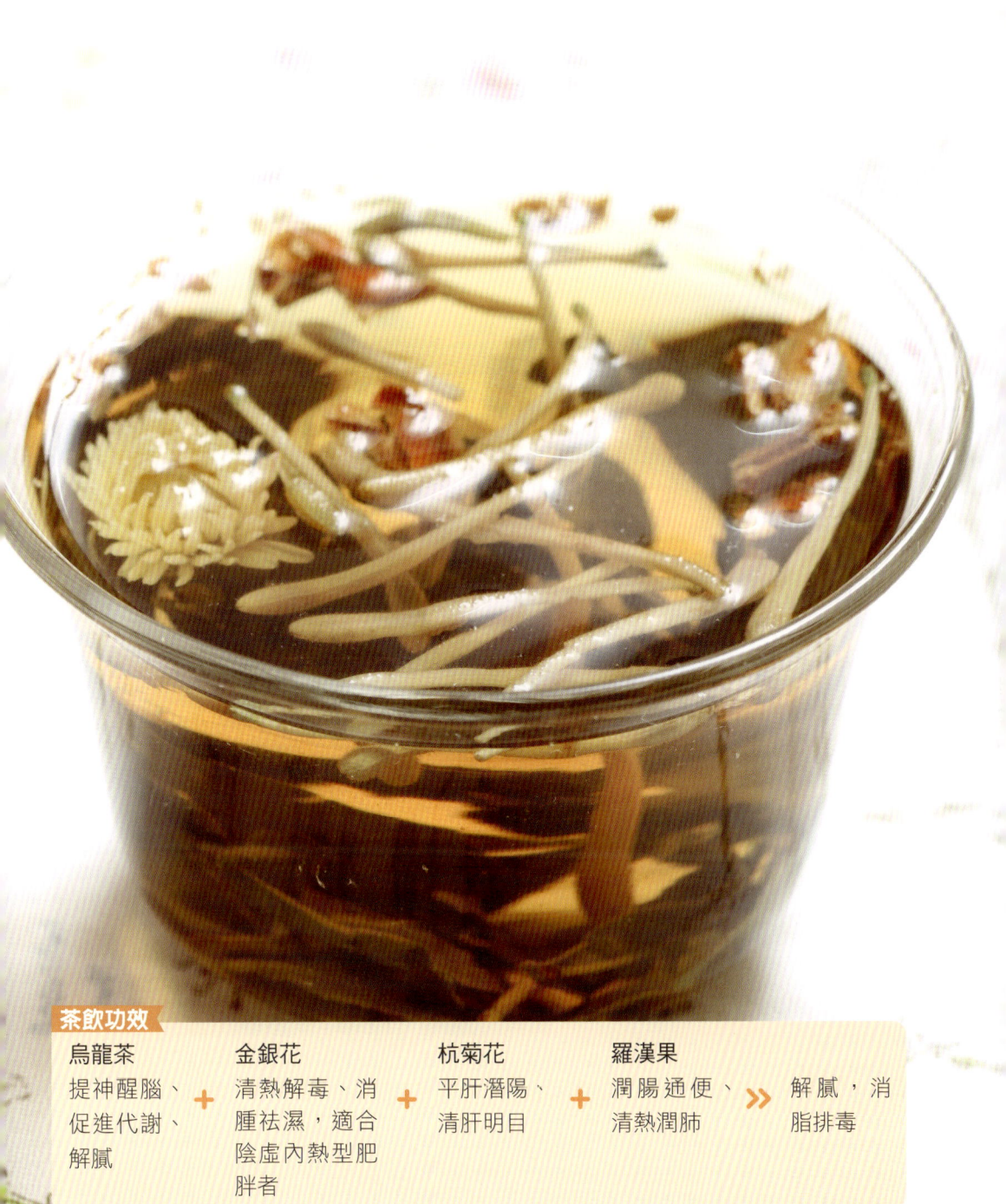

茶飲功效

烏龍茶	+	金銀花	+	杭菊花	+	羅漢果	≫	解膩，消脂排毒
提神醒腦、促進代謝、解膩		清熱解毒、消腫祛濕，適合陰虛內熱型肥胖者		平肝潛陽、清肝明目		潤腸通便、清熱潤肺		

調理女性病

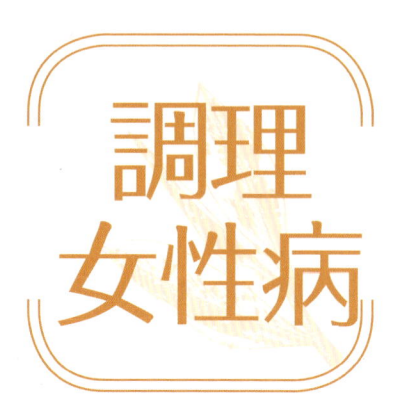

飲食原則
- 宜清淡飲食
- 宜多吃富含維生素、鐵、鈣的食物
- 多吃全麥食物和海帶
- 少喝濃茶和咖啡，尤其是經期不要飲用
- 忌辛辣、刺激、生冷飲食

當歸白芍茶　輔助調理月經不調

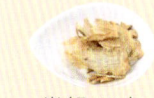

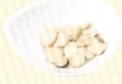

材料

當歸10克　　白芍15克

泡法

將當歸、白芍一起放入杯中，倒入沸水，蓋上蓋子悶泡約15分鐘即可。

不宜飲用人群
- 腹瀉者
- 熱盛出血者

最佳飲用時間
- 經痛時
- 月經停止時
- 月經不調伴貧血時

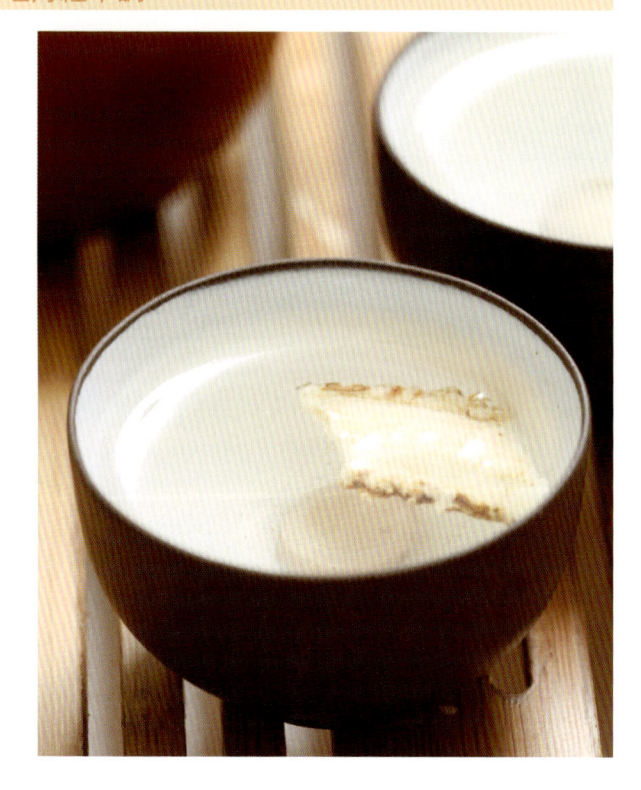

茶飲功效

當歸	白芍	
補血行血、調經止痛	+ 養肝養血	» 輔助調理月經不調，改善貧血症狀

益母草生薑茶　祛瘀止痛

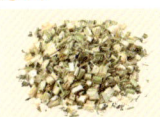

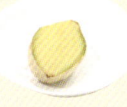

材料
益母草15克　生薑片10克

泡法
將益母草、生薑片一起放入鍋中，倒入適量清水，大火燒沸後轉小火煎煮約20分鐘，濾取湯汁待溫熱即可。

不宜飲用人群
- 熱盛者(身體上火)

最佳飲用時間
- 噁心、嘔吐時
- 胃脘冷痛時
- 經痛伴有血塊時

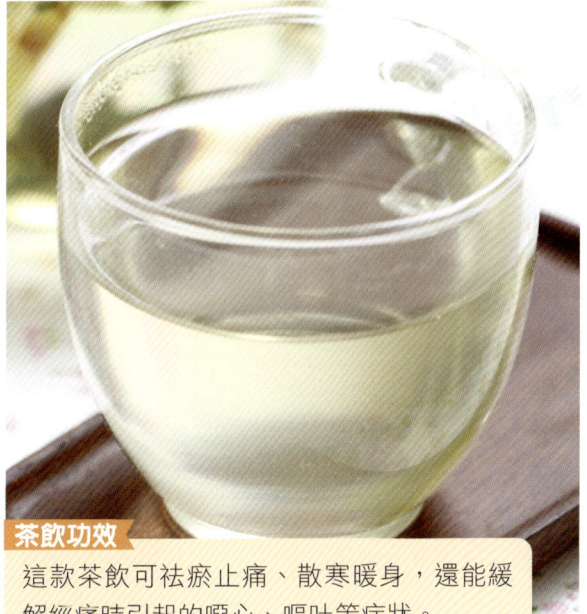

茶飲功效
這款茶飲可祛瘀止痛、散寒暖身，還能緩解經痛時引起的噁心、嘔吐等症狀。

白芍薑糖茶　緩解經痛

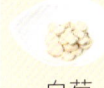

材料
白芍9克　乾薑片3克　紅糖適量

泡法
將所有材料一起放入杯中，倒入沸水，蓋上蓋子悶泡約15分鐘，調勻即可。

不宜飲用人群
- 糖尿病患者

最佳飲用時間
- 胃寒疼痛時
- 經痛伴有血塊時

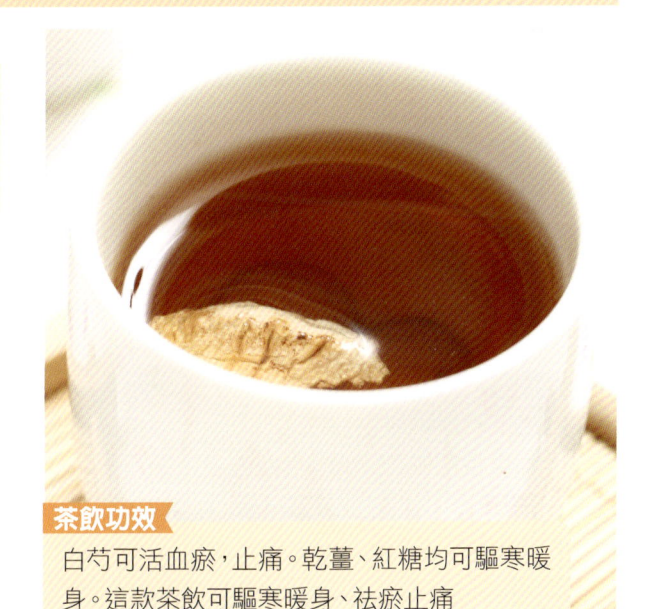

茶飲功效
白芍可活血瘀，止痛。乾薑、紅糖均可驅寒暖身。這款茶飲可驅寒暖身、祛瘀止痛。

益母玫瑰茶 活血調經

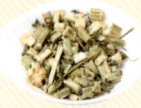

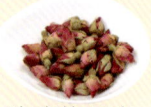

材料
益母草5克　玫瑰花10克

泡法
將益母草、玫瑰花一起放入杯中，倒入沸水，浸泡約5分鐘即可。

不宜飲用人群
- 腎虛者

最佳飲用時間
- 氣血不足時
- 月經量過多時
- 月經不調伴有經痛時

Tips
益母草不僅是婦科良藥，外用還有美容功效。將益母草乾品研磨成粉，調入黃瓜汁以及少許蜂蜜，調勻，每天晚上洗臉後敷面，乾後洗去，有較好的抗炎祛痘作用。

茶飲功效
益母草可以活血祛瘀、止痛調經，玫瑰花不僅可以補氣血，還可以行氣活血、散瘀。這款茶飲有助於活血調經。

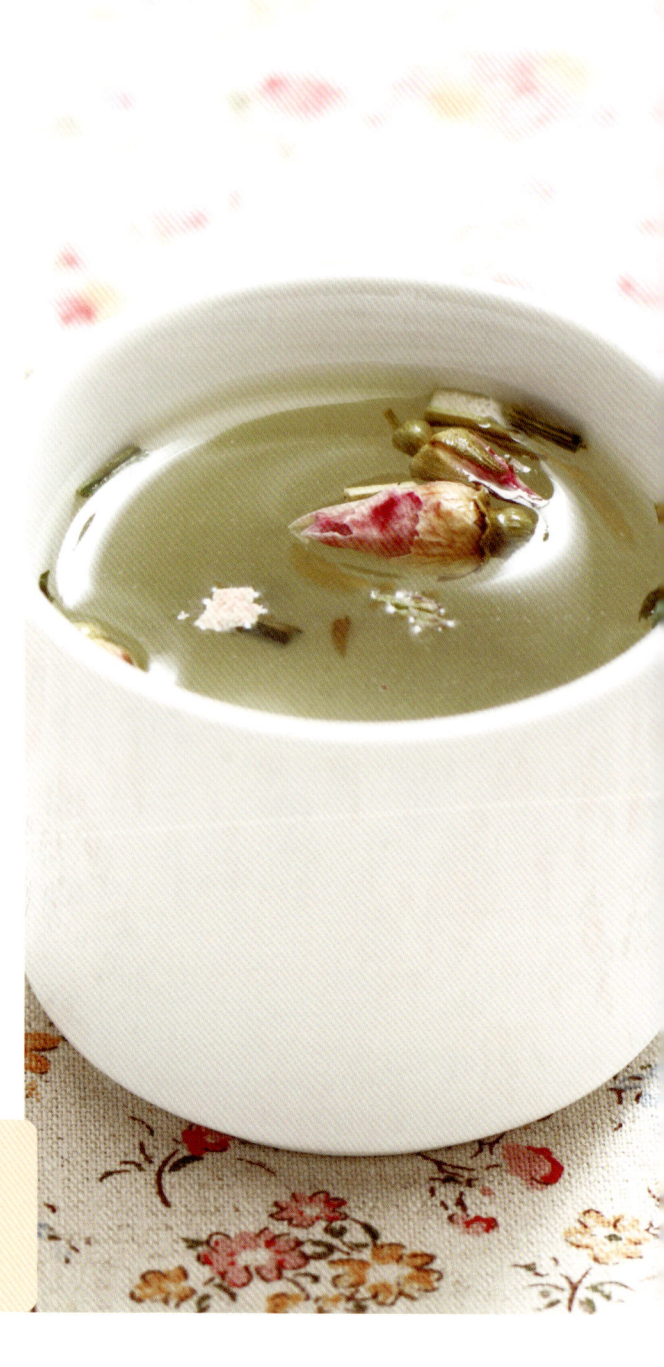

冬瓜子茶　緩解濕熱型白帶增多

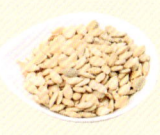

材料
乾冬瓜子 15克

泡法
1 將乾冬瓜子放入鍋中，倒入適量清水，大火燒沸後，小火煎煮約20分鐘。
2 待茶湯溫熱後即可。一般可每日2次，連服5～7日。

不宜飲用人群
- 脾胃虛寒者
- 腹瀉者

最佳飲用時間
- 濕熱型白帶增多時
- 出現水腫時
- 白帶增多伴外陰瘙癢時

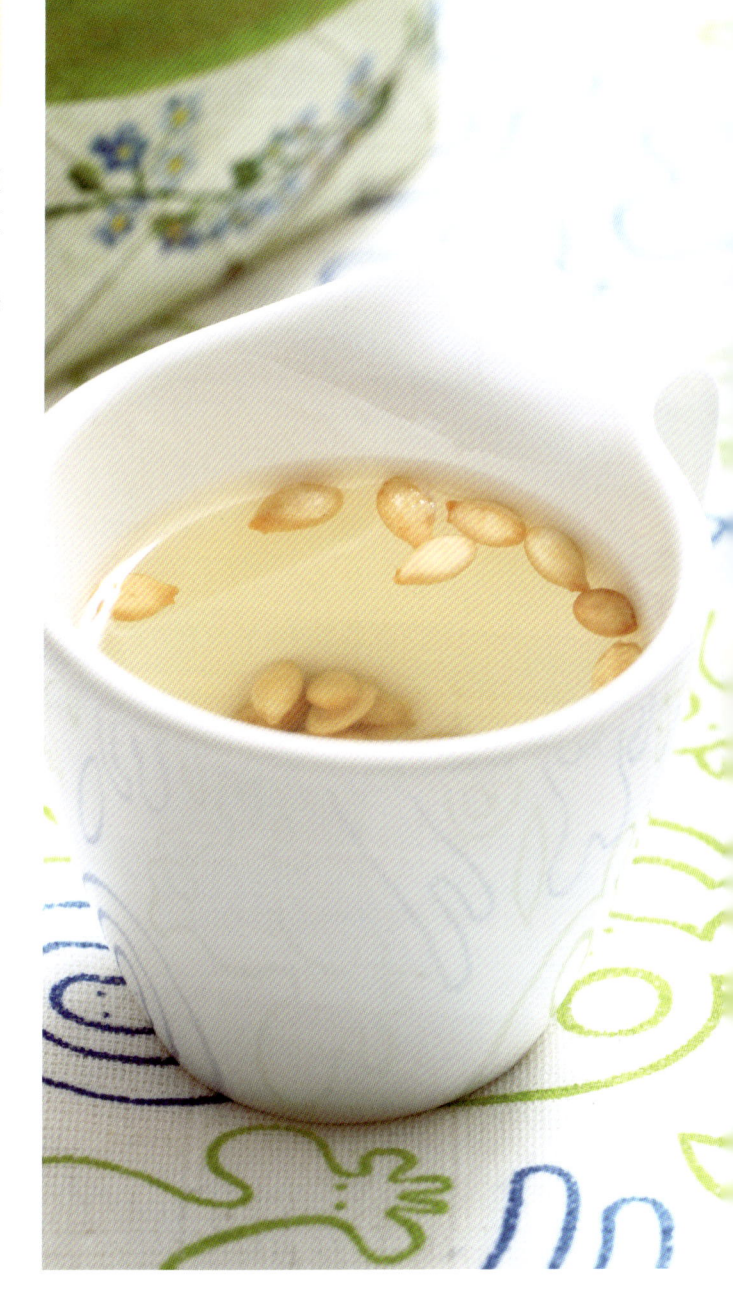

茶飲功效
這款茶飲具有清利濕熱的功效，對濕熱型白帶增多有較好的效果。

其他適合女性飲用的保健茶飲範例

更年期綜合症	金線蓮紅花茶	金線蓮+洋甘菊+藏紅花+薰衣草
	菟絲子女貞茶	菟絲子+女貞子
乳腺炎	金線蓮蒲公英茶	金線蓮+蒲公英+九節茶+川七+爵床+烏龍茶
	蒲公英鬱金茶	川七+鬱金香+白芷+蒲公英
婦科崩漏	卷柏茶	卷柏
白帶異常	茯苓菟絲子茶	菟絲子+芡實+茯苓+枸杞子
	藕汁雞冠花茶	蓮藕+雞冠花+紅糖
子宮肌瘤	鬱金川七茶	鬱金+川七+藏紅花+川芎+白芍+紅茶
子宮下垂	玫瑰升麻茶	玫瑰花+升麻+地耳草+西洋蔘+紅茶
不孕	菟絲子茶	菟絲子+紅糖
妊娠嘔吐	蘇葉生薑茶	紫蘇葉+生薑
產後缺乳	通乳茶	通草+木瓜
產後惡露不盡	紅花茶	紅花+荷葉+蒲黃+當歸
妊娠水腫	茯苓白術茶	茯苓+黃耆+白術
胎動不安	檸檬茶	鮮檸檬+白糖
	白術砂仁茶	白術+砂仁
抗衰老	洋蔘杏仁茶	杏仁+芝麻+西洋蔘+川七+牛奶+蜂蜜
骨質疏鬆	杜仲桑寄生茶	杜仲+桑寄生+枸杞子
抗衰潤膚	黨蔘紅花潤膚茶	黨蔘+麥冬+藏紅花
控油祛痘	人蔘花綠茶	人蔘花+檸檬草+綠茶
養髮護髮	首烏阿膠茶	制首烏+阿膠
呵護敏感肌膚	薰衣草蘆薈潤膚茶	薰衣草+桂花+蘆薈
皮炎濕疹	甘草抗過敏花茶	甘草+金盞花+蒲公英

Part 6

四季茶飲
順時養生促健康

春季溫補養陽

飲食原則
- 多食用蔬菜、水果等富含維生素的食物
- 少食酸味食物
- 忌食生冷、油膩食物

金銀茉莉茶　利咽，防感冒

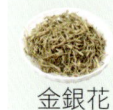

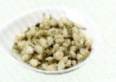

材料
金銀花 10克　茉莉花 5克　白糖 適量

泡法
1 將金銀花、茉莉花一起放入杯中，倒入沸水，蓋上蓋子悶泡約5分鐘。
2 加入白糖調勻即可。

不宜飲用人群
- 脾胃虛寒者
- 月經期女性

最佳飲用時間
- 咽喉不適時
- 感冒咳嗽、痰多時
- 胸腹脹痛時

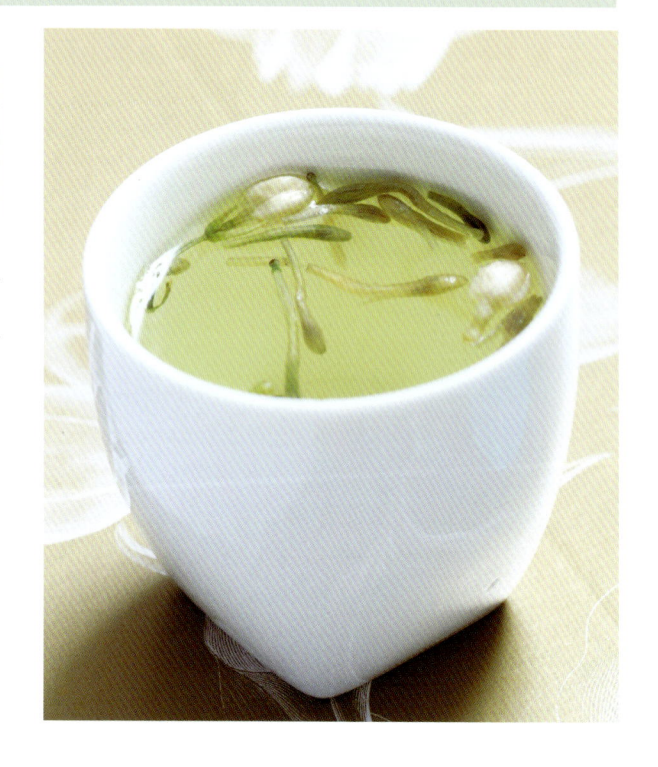

茶飲功效

金銀花
清熱解毒、疏利咽喉

＋

茉莉花
含揮發油，有行氣止痛、解鬱散結的作用

》》

可解毒化濕、利咽護胃，有助於預防春季病毒性感冒、急慢性扁桃腺炎

檸檬薰衣草茶　提神醒腦，緩解春困

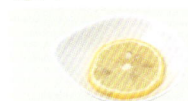

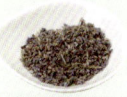

材料
檸檬1片（乾品、鮮品均可）　薰衣草3克

泡法
將檸檬片、薰衣草一起放入杯中，倒入沸水，浸泡約3分鐘即可。

不宜飲用人群
- 孕婦
- 低血壓患者

最佳飲用時間
- 午後疲勞時
- 情緒緊張時

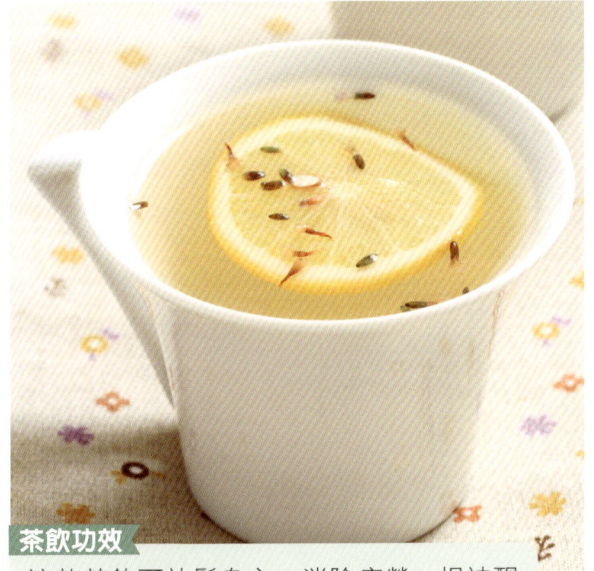

茶飲功效
這款茶飲可放鬆身心、消除疲勞、提神醒腦、舒緩情緒、利尿排毒、緩解春困。

茉莉花茶　鎮靜解壓

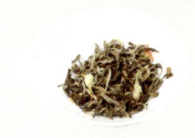

材料
茉莉花茶3克

泡法
將茉莉花茶放杯中，倒入沸水浸泡約3分鐘即可。第二次泡飲，沖泡時間可延至5分鐘。

不宜飲用人群
- 內熱盛、便秘者

最佳飲用時間
- 疲勞、頭暈時
- 胸腹脹痛、腹瀉時

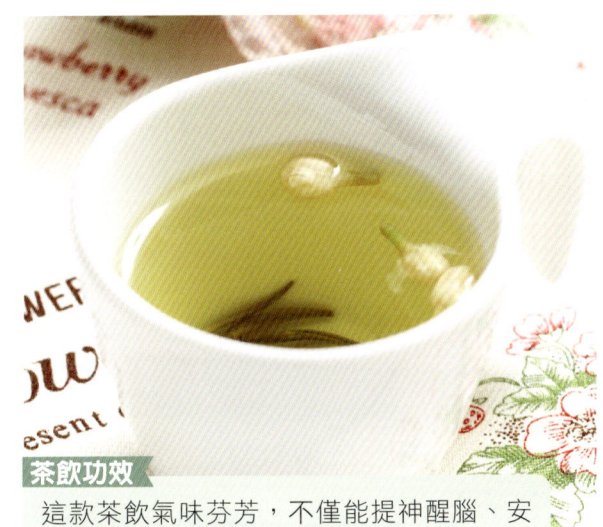

茶飲功效
這款茶飲氣味芬芳，不僅能提神醒腦、安定情緒、紓解鬱悶，而且對腹瀉、腹痛有一定的緩解作用。

夏季防暑涼茶

飲食原則
- 適當吃苦味食物
- 多吃富含維生素和鈣的食物
- 忌吃過多冷飲
- 忌生食水產

酸梅湯　消暑止渴，解　消食

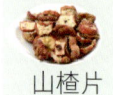

材料
- 山楂片 20克
- 烏梅 6克
- 洛神花 8克
- 甘草 8克
- 陳皮 4克
- 蜂蜜適量

泡法
1. 將除了蜂蜜之外的所有材料放入鍋中，倒入清水1000毫升，大火燒沸後轉小火煎煮約20分鐘。
2. 濾出料渣，待茶湯溫熱時加入蜂蜜，調勻即可。

不宜飲用人群
- 風寒咳嗽者
- 產婦

最佳飲用時間
- 咽乾口渴時
- 進食油膩飲食後

茶飲功效

山楂、烏梅	洛神花	
味酸，有生津止渴、消食健胃的作用	清熱解暑、促進消化、解毒、解酒	消暑解渴、解膩消食

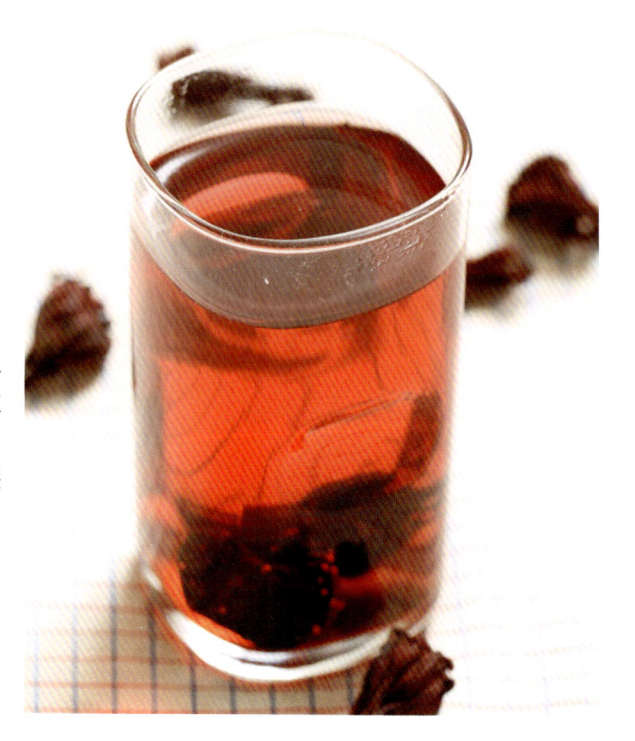

荷葉除濕茶　改善便秘，減脂瘦身，利濕

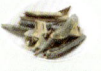

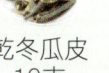

材料
荷葉 8克　乾冬瓜皮 10克　枸杞子 15克

泡法
1. 將荷葉、乾冬瓜皮、枸杞子清洗乾淨，一同放入杯中，倒入沸水，浸泡30～60秒後倒去茶湯，先洗一遍茶。
2. 接著再倒入沸水，悶泡約5分鐘即可。

不宜飲用人群
- 脾虛者
- 腎功能不佳者

最佳飲用時間
- 暑熱口渴時
- 便秘時

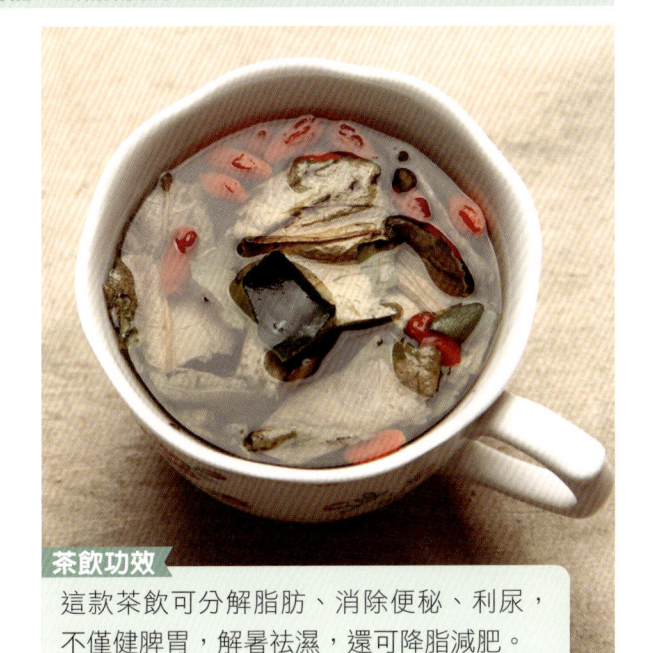

茶飲功效
這款茶飲可分解脂肪、消除便秘、利尿，不僅健脾胃，解暑祛濕，還可降脂減肥。

金銀花清熱祛濕茶　清熱解毒，祛濕

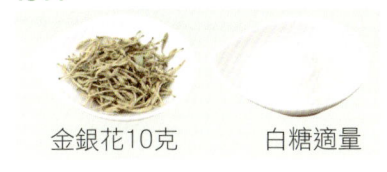

材料
金銀花10克　白糖適量

泡法
將金銀花、白糖放入杯中，倒入沸水，蓋上蓋子悶泡約5分鐘，調勻即可。

不宜飲用人群
- 女性月經期
- 脾胃虛寒者
- 糖尿病患者

最佳飲用時間
- 暑熱難耐時
- 咽乾口渴時

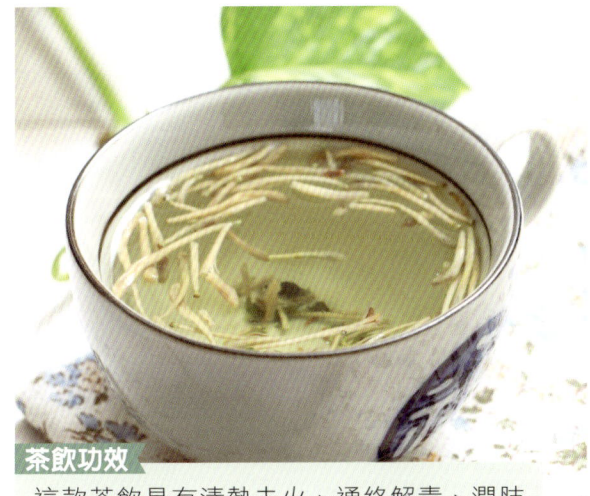

茶飲功效
這款茶飲具有清熱去火、通絡解毒、潤肺化痰的功效，適合炎熱的夏季和乾燥的秋季飲用。

羅漢果薄荷涼茶

清熱利咽,止咳護嗓

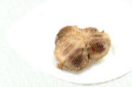

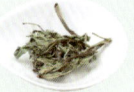

材料
羅漢果1/4個　薄荷葉3克

泡法
1 羅漢果去殼,取瓤,拍碎。
2 將羅漢果、薄荷葉一起放入杯中,倒入沸水,蓋上蓋子悶泡約5分鐘即可。

不宜飲用人群
- 脾胃虛寒者

最佳飲用時間
- 肺熱咳嗽時
- 咽喉癢痛時

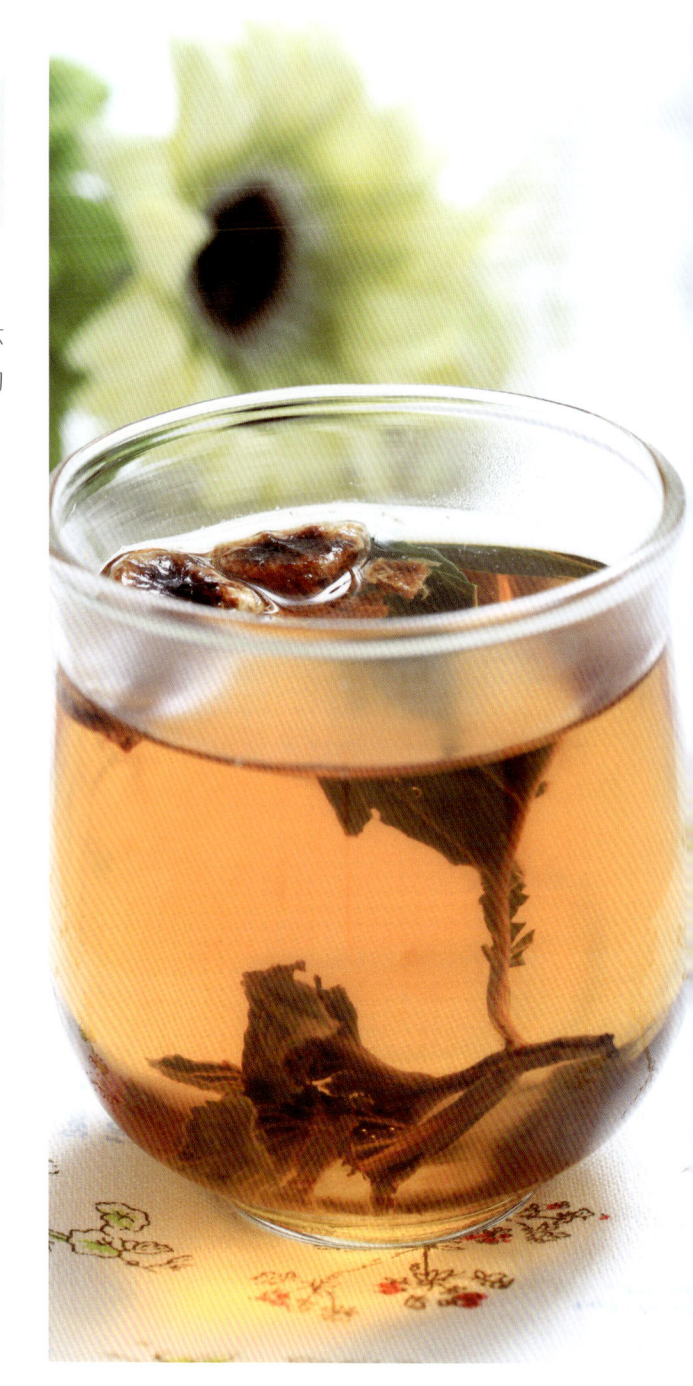

茶飲功效
這款茶飲可緩解夏日肺熱燥咳、咽痛失音、腸燥便秘等症狀。

胡蘿蔔馬蹄涼茶　解暑熱煩渴，消食除積

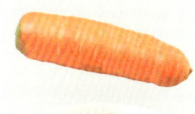

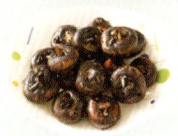

材料
- 胡蘿蔔 1根
- 馬蹄（荸薺）50克

泡法
1. 將胡蘿蔔、馬蹄洗淨，去皮，切成小塊。
2. 將胡蘿蔔塊、馬蹄塊一起放入鍋中，倒入適量清水，大火燒沸後，小火煎煮20分鐘左右即可。

不宜飲用人群
- 脾腎虛寒者
- 血瘀者

最佳飲用時間
- 積食時(消化不良)
- 暑熱煩渴時

茶飲功效
胡蘿蔔可清熱解毒、健胃消食、生津止渴；馬蹄可清熱利尿、涼血解毒、養陰生津。這款茶飲有助於解暑消煩、消食除積。

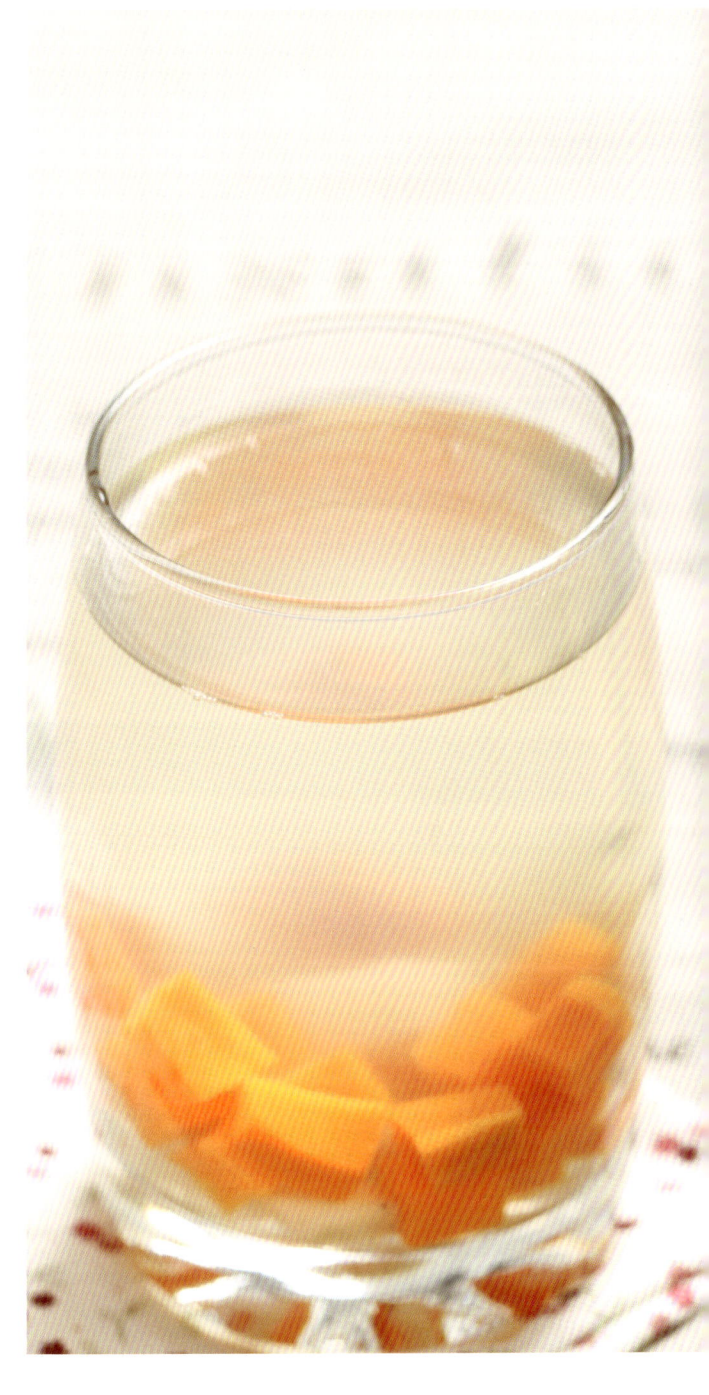

秋季滋陰潤燥

飲食原則
- 多吃養陰潤燥的蔬果
- 多飲水
- 忌暴飲暴食
- 忌過食生冷食物

杏仁桂花茶　祛燥潤肺

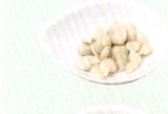

材料

南杏仁 6克
桂花 3克

泡法

將南杏仁拍碎，與桂花一起放入杯中，倒入沸水，浸泡約8分鐘即可。

不宜飲用人群
- 實熱體質者
- 陰虛咳嗽者

最佳飲用時間
- 咽乾舌燥時
- 聲音沙啞時
- 燥熱便秘時

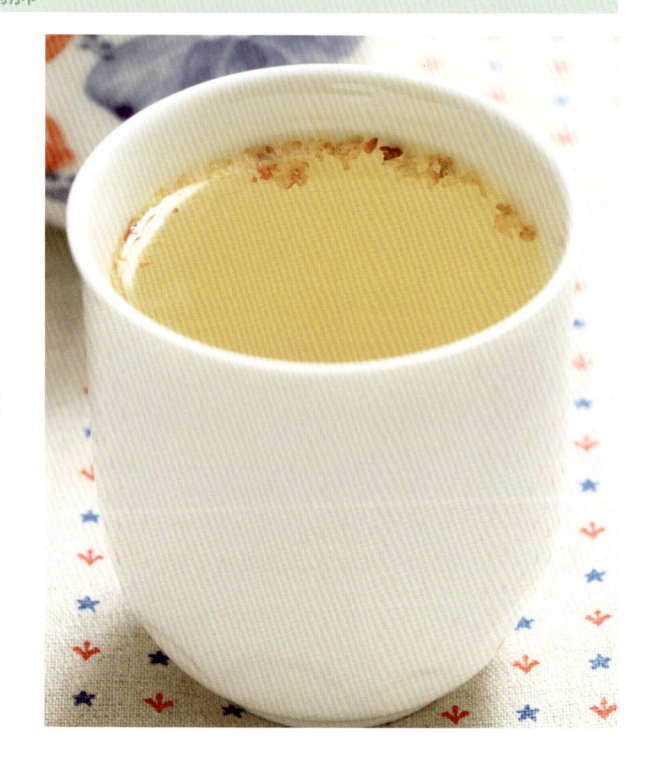

茶飲功效

南杏仁：富含蛋白質、植物脂肪，有潤燥補肺、滋養肌膚的作用

＋

桂花：散寒破結、化痰止咳、解鬱除煩

》

緩解秋燥引起的咳喘、聲音沙啞，對緩解便秘也有益

雪梨百合冰糖飲　潤肺止咳，安神除煩

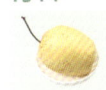

材料

雪梨 1個　百合 10克　冰糖 適量

泡法

1. 雪梨洗淨，去皮，切小塊；百合洗淨，泡20分鐘。
2. 鍋內加適量清水，倒入雪梨塊、百合、冰糖，大火燒沸，轉小火煮至百合軟爛，離火即可。

不宜飲用人群
- 脾胃虛寒者
- 腹部冷痛者

最佳飲用時間
- 肺燥咳嗽時
- 口乾咽燥時
- 風熱感冒時
- 心煩不眠時

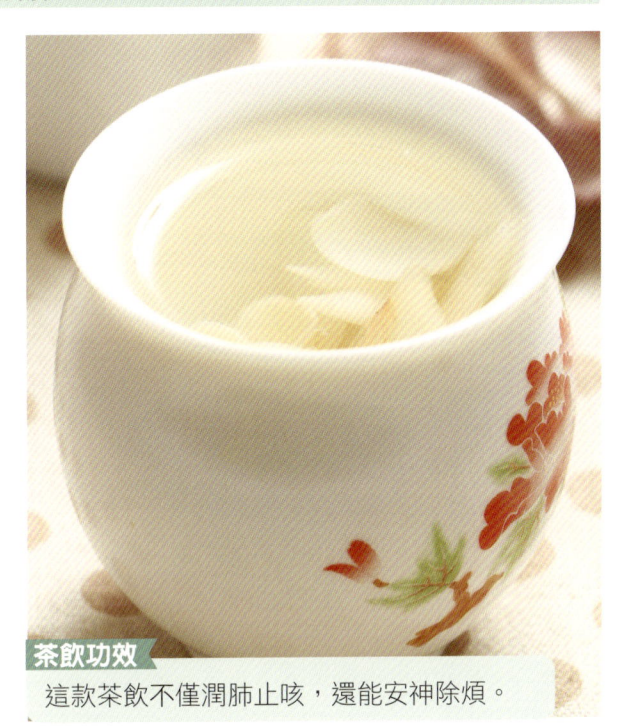

茶飲功效

這款茶飲不僅潤肺止咳，還能安神除煩。

鐵觀音茶　生津潤喉

材料

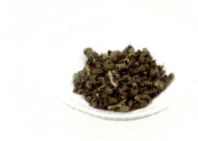

鐵觀音 8克

泡法

將鐵觀音放入茶壺中，倒入沸水，第一遍水倒入後迅速倒出，不飲用；第二遍倒入沸水，泡3分鐘左右即可。

不宜飲用人群
- 胃潰瘍患者

最佳飲用時間
- 口乾咽燥時
- 工作間隙

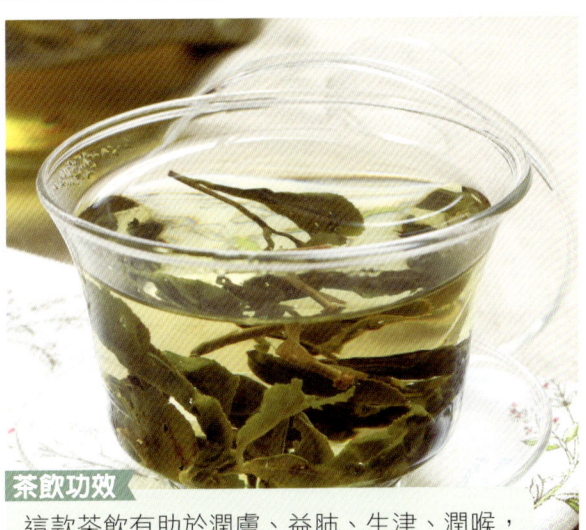

茶飲功效

這款茶飲有助於潤膚、益肺、生津、潤喉，清除體內餘熱，非常適合乾燥的秋天飲用。

蜂蜜柚子茶　潤燥化痰，健胃

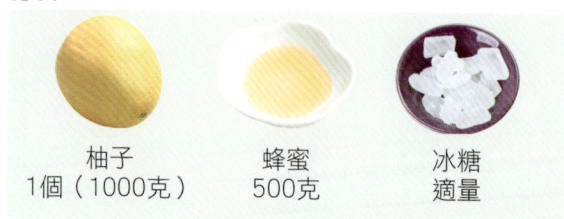

材料

柚子 1個（1000克）　蜂蜜 500克　冰糖 適量

泡法

1. 將柚子剖開，取出果肉備用；將柚子皮用清水沖淨。
2. 用刀削取柚子的黃色外皮。
3. 將切好的柚子黃色外皮用鹽反覆用力揉搓，以去除其中的苦味，再用清水沖淨。這一步可反覆進行。
4. 為了進一步去掉柚子皮的苦味，可將洗好的柚子皮放入鍋中，倒入適量清水，大火燒沸後轉小火煮10分鐘，撈出柚子皮，烘乾，切成細絲。
5. 將柚子果肉放入攪拌機中攪拌成果泥。
6. 把柚皮絲和果泥一起放入乾淨無油的鍋中，加適量清水和冰糖，用中小火熬1~2小時，熬至黏稠，呈金黃透亮狀即可離火。
7. 待溫熱時加入蜂蜜，攪拌均勻後即為柚子茶。
8. 將做好的柚子茶裝入密封容器中，放入冰箱冷藏。想喝的時候只需挖2~3勺柚子茶，再倒入適量溫水，調勻即可。

不宜飲用人群
- 糖尿病患者

最佳飲用時間
- 肺熱咳嗽時
- 食欲不佳時

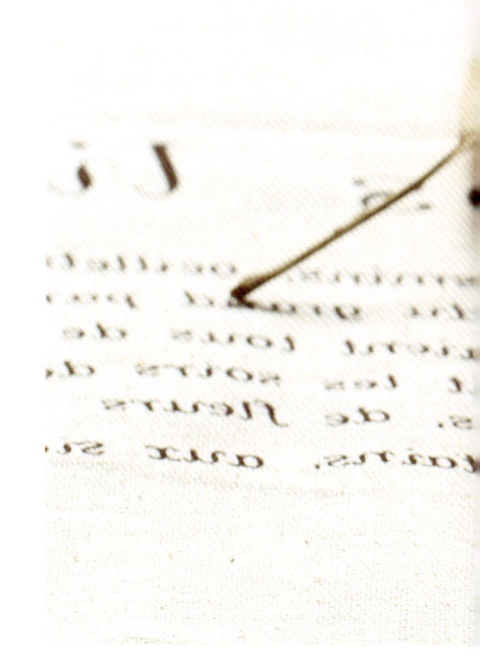

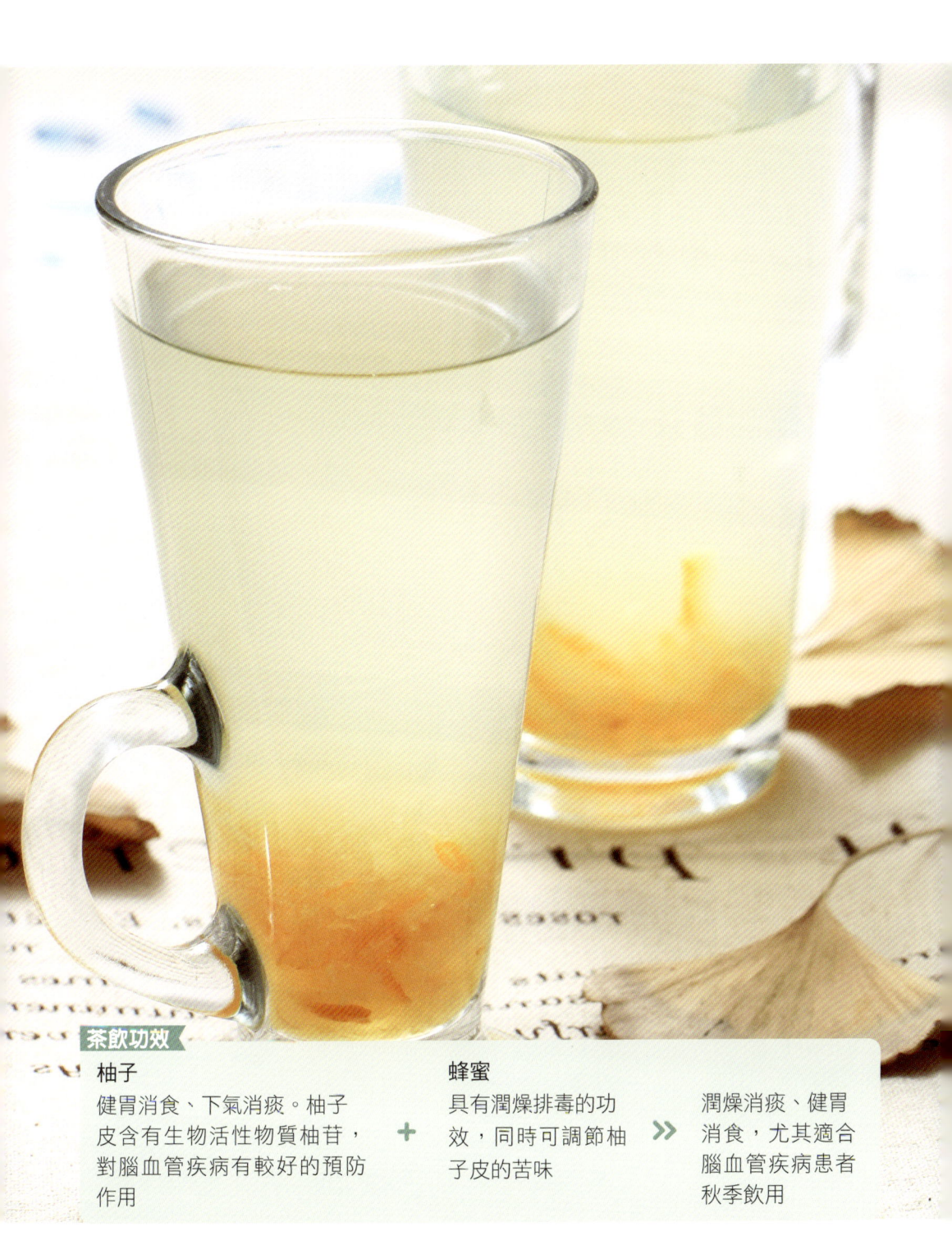

茶飲功效

柚子
健胃消食、下氣消痰。柚子皮含有生物活性物質柚苷，對腦血管疾病有較好的預防作用

＋

蜂蜜
具有潤燥排毒的功效，同時可調節柚子皮的苦味

》》

潤燥消痰、健胃消食，尤其適合腦血管疾病患者秋季飲用

冬季防寒祛寒

飲食原則
- 多吃富含優質蛋白質的食物
- 多吃富含礦物質以及維生素B2、維生素A、維生素C的食物
- 忌多食黏硬、生冷食物

紫蘇甜薑茶　驅寒暖身，健胃補血

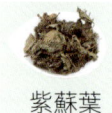

材料
- 紫蘇葉 5克
- 生薑片 10克
- 紅糖 適量

泡法
將紫蘇葉、生薑片、紅糖一起放入杯中，倒入沸水，蓋上蓋子悶泡約3分鐘即可。

不宜飲用人群
- 陰虛內熱者
- 氣虛體質者
- 風熱感冒者

最佳飲用時間
- 在寒冷的戶外停留較長時間後
- 風寒感冒初期

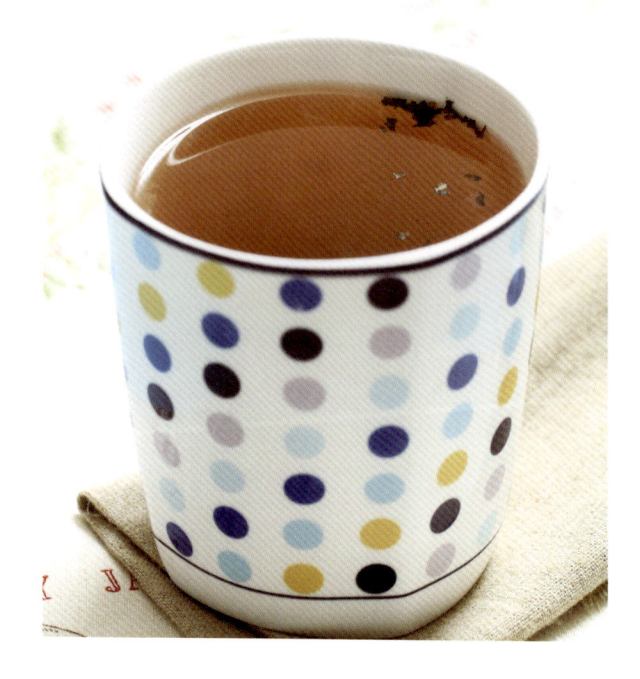

茶飲功效

紫蘇葉	生薑	紅糖	
口感辛辣，有發汗作用，可以解表散寒、行氣暖胃	具有溫肺散寒的作用，可解表散寒、開宣肺氣	益氣養血、散寒化瘀、健脾暖胃	以驅寒暖身、健胃養胃，還能緩解風寒感冒

黃耆紅棗茶　健脾益氣，調理氣血兩虧

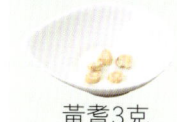

材料
黃耆3克　　紅棗3枚

泡法
1. 紅棗用溫水泡發洗淨，去核，取棗肉。
2. 黃耆和棗肉一起放入杯中，倒入沸水，浸泡約10分鐘即可。

不宜飲用人群
- 陰虛陽亢者(經常熬夜的人)
- 便秘者
- 腹脹氣滯者

最佳飲用時間
- 氣虛乏力時
- 氣血兩虧時

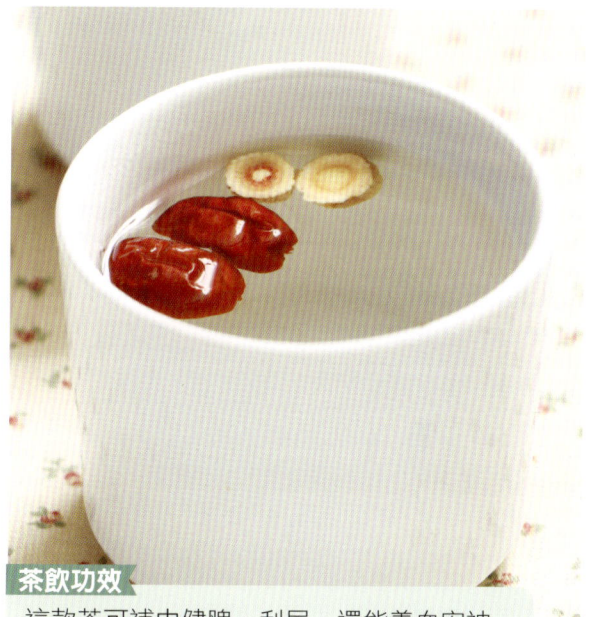

茶飲功效
這款茶可補中健脾、利尿，還能養血安神。

大紅袍茶　健胃消食解膩

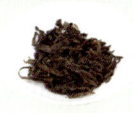

材料
大紅袍5克

泡法
用沸水溫燙茶具，投入茶葉，倒入沸水，然後即刻倒出不用。第二次倒入沸水後浸泡3分鐘左右即可。

不宜飲用人群
- 神經衰弱者
- 孕婦

最佳飲用時間
- 進食油膩食物後
- 血脂較高時

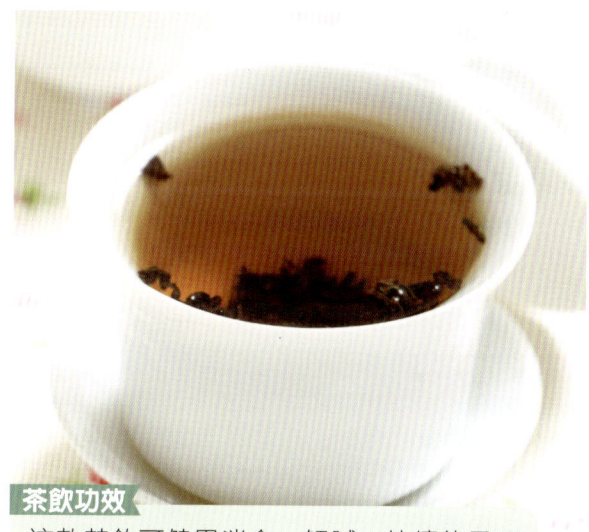

茶飲功效
這款茶飲可健胃消食、解膩，持續飲用，有益於抑制血膽固醇增加

其他適合不同季節飲用的健康茶飲範例

季節	功效	茶名	材料
春季	補氣	玫瑰補氣茶	玫瑰花+西洋蔘+紅棗
春季	補血養心	玫瑰花生奶茶	玫瑰花+紅皮花生+牛奶
春季	補心脾	核桃桂圓紅茶	核桃仁+紅茶+桂圓肉+紅棗
春季	潤肺養肝	菊花羅漢果茶	菊花+羅漢果
春季	抗菌消炎	梅花玫瑰茶	梅花+玫瑰花+檸檬草+蜂蜜
春季	緩解春困	薄荷菊花茶	薄荷葉+菊花
春季	疏肝養胃	茴香茶	小茴香+檸檬草+玫瑰花
夏季	涼血解暑	茅根茶	白茅根+綠茶
夏季	清熱祛濕	薄荷竹葉茶	薄荷+淡竹葉+車前草
夏季	化濕理氣	薄荷藿香綠茶	薄荷+藿香+綠茶
夏季	清熱瀉火	銀花茶	金銀花+菊花+膨大海
夏季	解暑熱	西瓜翠衣消暑茶	鮮西瓜皮+鮮茅根
夏季	行氣安神	玫瑰香蜂茶	玫瑰花+香蜂草
秋季	清熱滋陰	銀耳紅棗茶	銀耳+紅棗+冰糖
秋季	滋陰潤燥	二冬茶	天冬+麥冬
秋季	清熱化痰	冬花枇杷茶	款冬花+枇杷葉+蜂蜜
秋季	利咽潤喉	荸薺茶	鮮荸薺+綠茶
秋季	清熱順氣	蘿蔔茶	白蘿蔔+綠茶
秋季	補腎安神	五味子養心茶	五味子+松子仁
冬季	補腎養肝	菟絲子茶	菟絲子+紅糖
冬季	溫中散寒	良薑茴香紅茶	高良薑+小茴香+紅棗+紅茶
冬季	活血調經	紅花三七花茶	紅花+三七花
冬季	調理脾胃	蔘桂紅茶	人蔘+肉桂+黃耆+甘草+紅茶
冬季	改善心臟功能	丹蔘綠茶	丹蔘+綠茶

附錄

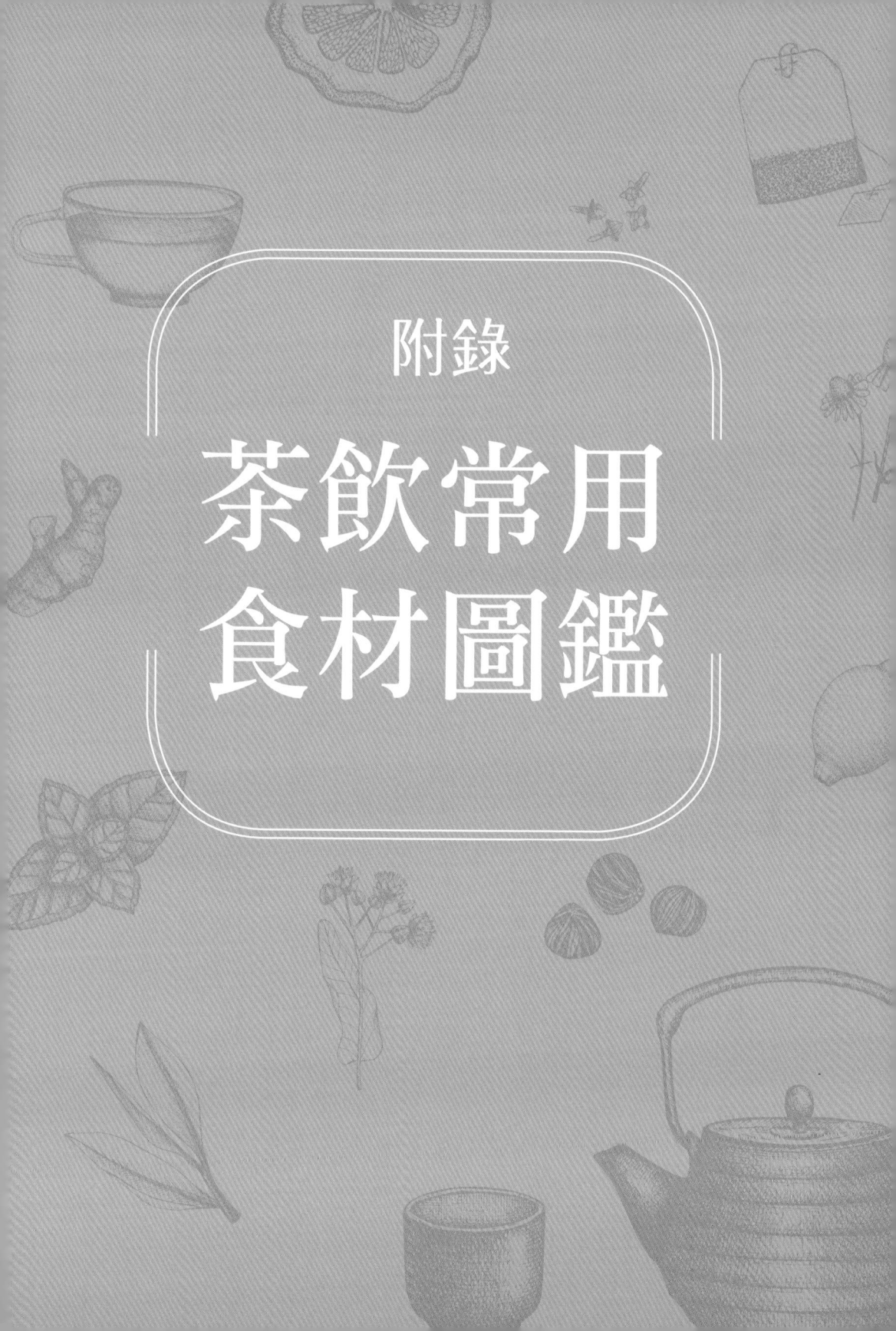

茶飲常用食材圖鑑

藥草茶

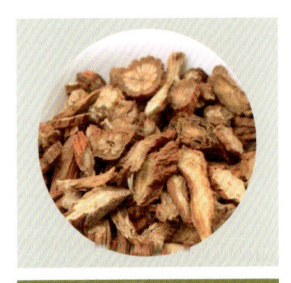

丹蔘
功效：活血化瘀、涼血消腫、養血安神，有助於改善心肌缺血。
適宜人群：心血管疾病患者、月經不調者、經閉者及者。

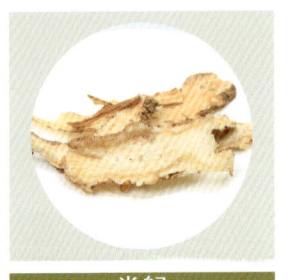

當歸
功效：通經活絡、調經止痛。
適宜人群：月經不調者、經閉者、經痛者、虛寒腹痛者、貧血者及眩暈心悸者。

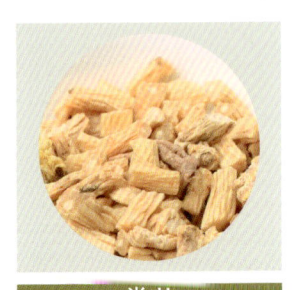

黨蔘
功效：補中益氣、生津養血，還有助於調控血壓。
適宜人群：易倦怠乏力者及氣血兩虧者。

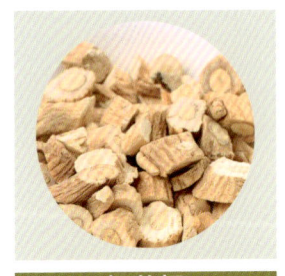

板藍根
功效：清熱解毒、涼血利咽、抗病菌，有助於預防流行性感冒。
適宜人群：易感冒者、肝炎患者及流行性腮腺炎患者。

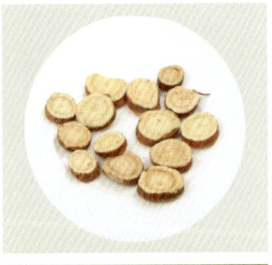

甘草
功效：益氣補中、解毒、潤肺止咳、緩急止痛，緩解乏力發熱、咳嗽、心悸等不適。
適宜人群：肺熱咳嗽者、咽喉腫痛者、脾胃功能不佳者。

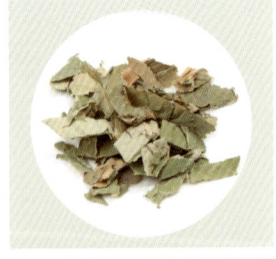

荷葉
功效：清暑利濕、清熱解毒、涼血止血、降血脂、減肥瘦身、潤腸通便。
適宜人群：血脂高者、肥胖者。

藥草茶

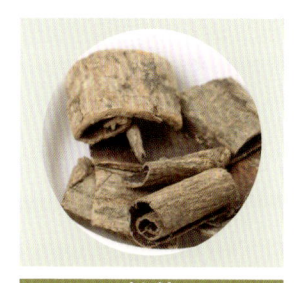

杜仲

功效：補肝腎、抗衰老、強筋骨，還可抗菌消炎鎮靜、催眠、穩控血壓。

適宜人群：高血壓患者、慢性腎臟疾病患者及慢性炎症患者。

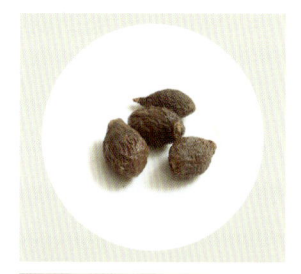

膨大海

功效：清熱解毒、潤肺利咽、潤腸通便，還有一定的穩控血壓作用。

適宜人群：咽喉腫痛者、急性扁桃體炎患者及大便乾硬者。

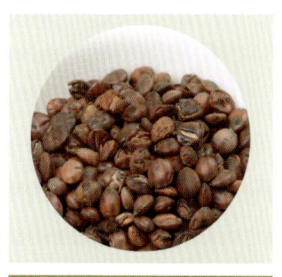

酸棗仁

功效：鎮靜、安神、養心除煩，還可養陰斂汗，緩解自汗、盜汗症狀。

適宜人群：心煩不安者、失眠者及體虛多汗者。

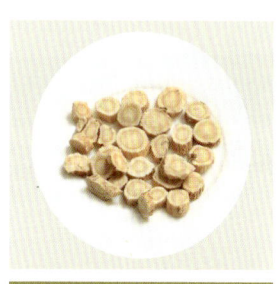

黃耆

功效：補氣固表、安胎益血，還可降血壓、降血脂、抗菌。

適宜人群：水腫者、氣血兩虛者、氣虛易出汗者及肺氣虛咳喘者。

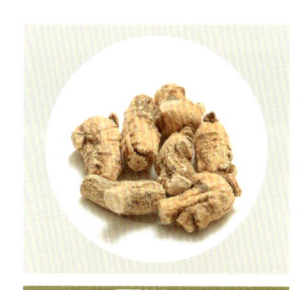

西洋蔘

功效：滋陰補氣、凝神益智、清熱生津、消除疲勞，還可保護心血管系統。

適宜人群：煩躁失眠者、記憶力衰退者及工作壓力大者。

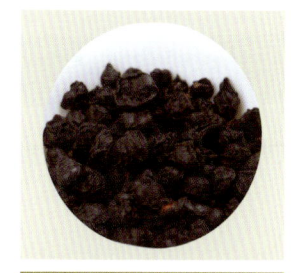

五味子

功效：補氣、補腎、寧心、斂肺、收汗，有助於提高免疫力。

適宜人群：心悸失眠者、體虛汗多者、糖尿病患者、遺尿尿頻者、滑精者。

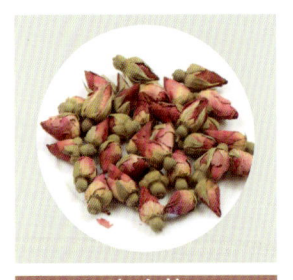

花草茶

玫瑰花
功效：美容養顏、通經活絡，有助於疏肝解鬱、調和肝脾、理氣和胃。
適宜人群：皮膚粗糙者、貧血者及體質虛弱者。

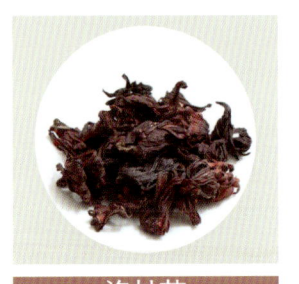

洛神花
功效：平肝降火、清熱消炎、美容養顏，對改善心臟病、高血壓、動脈硬化等有一定作用。
適宜人群：皮膚長斑者、血脂高者、高血壓患者及動脈硬化患者。

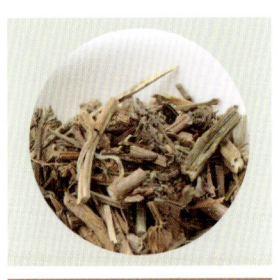

馬鞭草
功效：清熱解毒、活血散瘀、利水消腫，還具有一定的抗菌消炎、止痛作用。
適宜人群：尿道感染者、腹瀉者、咽喉腫痛者及下肢水腫者。

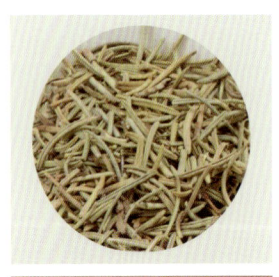

迷迭香
功效：提神，改善頭痛，增強記憶力，有助於強化肝功能、控血糖。
適宜人群：頭痛者及記憶力不佳者。

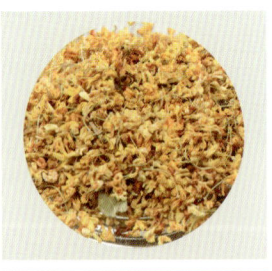

桂花
功效：舒緩神經、養心安神、醒脾開胃，有助於清新口氣、治口臭、美白肌膚。
適宜人群：口臭者、胃腸不適者、皮膚長斑者及心煩緊張者。

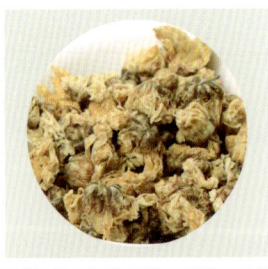

杭白菊
功效：散風清熱、解毒消炎、清肝明目、安神除煩，對改善高血壓、偏頭痛、急性結膜炎引起的不適症狀有一定作用。
適宜人群：結膜炎患者、高血壓患者、偏頭痛患者及工作壓力大者。

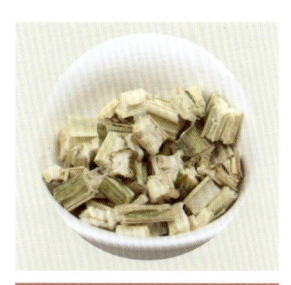

花草茶

益母草
功效：活血調經、祛瘀止痛、利尿消腫，有助於改善心血管功能，增強機體免疫力。
適宜人群：月經不調者、經痛者、閉經者、惡露不盡者。

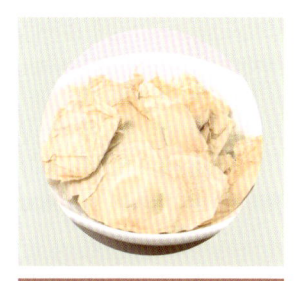

木蝴蝶
功效：清肺熱、利咽喉、促進人體新陳代謝、延緩細胞衰老。
適宜人群：肺熱咳嗽者、咽喉疼痛者及皮膚長斑者。

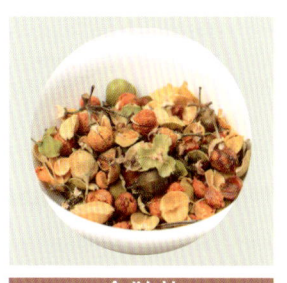

合歡花
功效：解鬱安神、寧神靜心、明目，有助於理氣開胃、活絡止痛。
適宜人群：神經衰弱者、失眠健忘者、有眼疾者。

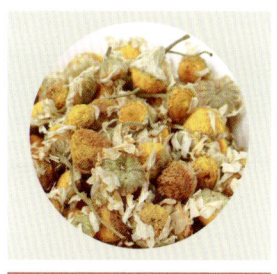

洋甘菊
功效：舒緩神經、緩解壓力、安眠、消除煩躁情緒。
適宜人群：精神緊張者、睡眠不佳者、頭痛者及發熱感冒引起的肌肉疼痛者。

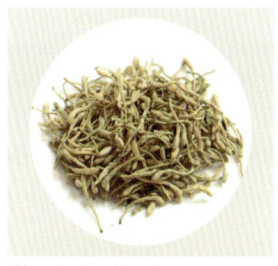

金銀花
功效：清熱解毒、散風熱，能消炎抗菌、止痢。
適宜人群：咽喉腫痛者、風熱感冒者、痢疾腹瀉者。

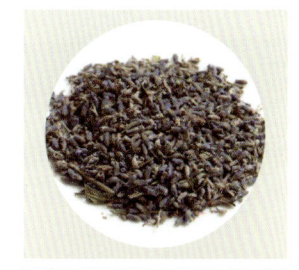

薰衣草
功效：舒緩緊張情緒、鎮定安神、催眠，還有一定的調節皮膚油脂分泌、消炎修復的作用。
適宜人群：情緒緊張者、神經衰弱失眠者、油性皮膚者。

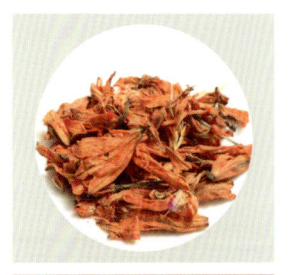

花草茶

百合花
功效：滋陰清火、潤肺止咳、靜心安神，改善膚色粗糙、暗沉，減輕色斑。
適宜人群：肺熱咳嗽者、心煩不安者、睡眠不佳者及皮膚粗糙有色斑者。

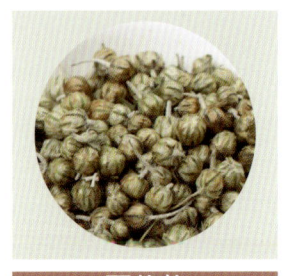

野菊花
功效：清熱解毒、消腫，還可去肝火，對心血管系統也有一定的保健作用。
適宜人群：咽喉腫痛、目赤腫痛者及高血壓患者。

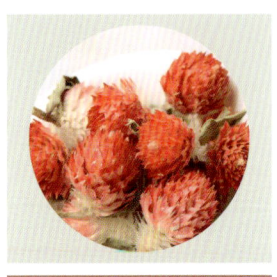

紅巧梅
功效：解鬱降火、健脾胃、調節內分泌，有助於通經絡、調氣血、活血養顏、消炎除斑。
適宜人群：內分泌紊亂引起的黃褐斑、雀斑、肝斑、色斑、暗瘡患者。

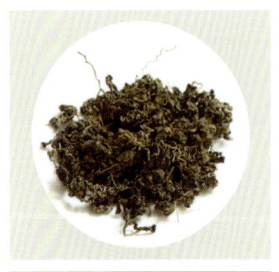

絞股藍（七葉膽）
功效：降血脂、降血壓、控血糖，有助於抑制血栓，還能安神、消除疲勞、改善便秘。
適宜人群：高血壓患者、血脂高者、糖尿病患者。

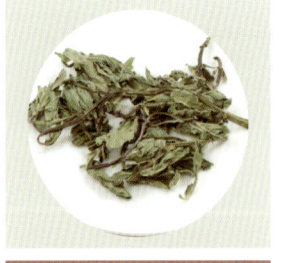

薄荷
功效：散風熱、發汗、消炎止痛、殺菌抗菌、利咽透疹。
適宜人群：流行性感冒患者、咽喉疼痛者、牙床腫痛者。

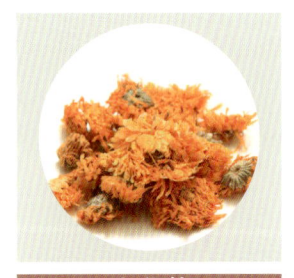

金盞花
功效：清熱瀉火、抗菌消炎、止血、促進消化，對消化系統潰瘍有輔助治療作用。
適宜人群：胃潰瘍患者、肝火旺盛者。

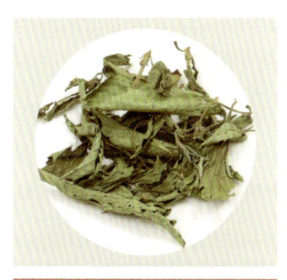

花草茶

甜菊葉
功效：養陰生津，有助於控血糖、降血壓。
適宜人群：糖尿病患者、高血壓患者、肥胖者。

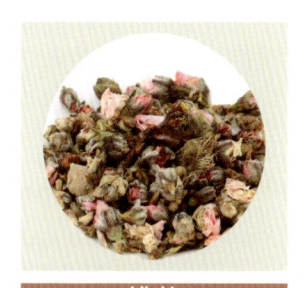

桃花
功效：改善血液循環，涼血解毒，還能潤腸通便、潤膚養顏。
適宜人群：便秘者、肥胖者、膚色暗沉者。

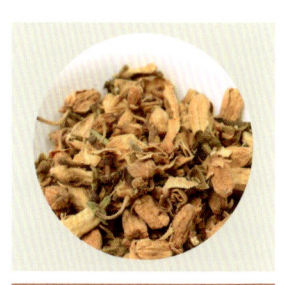

代代花
功效：疏肝和胃、理氣解鬱、止痛，有助於減少脂肪堆積。
適宜人群：嘔吐者、胃腹脹痛者及脾胃失調導致肥胖者。

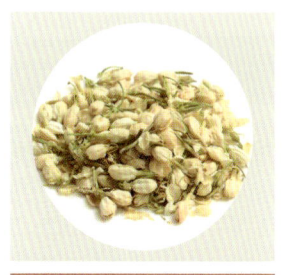

茉莉花
功效：理氣消脹、消腫止痛、溫中和胃、清熱解毒、安神除煩。
適宜人群：目赤者、皮膚潰爛及腹脹腹痛者。

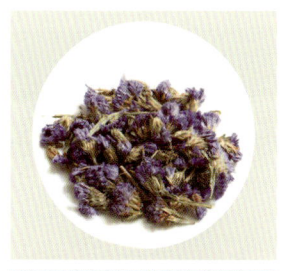

勿忘我
功效：清心除煩、養陰補腎，有助於清熱解毒，延緩細胞衰老。
適宜人群：皮膚有色斑者、心煩不安者、睡眠不佳者及大便乾硬者。

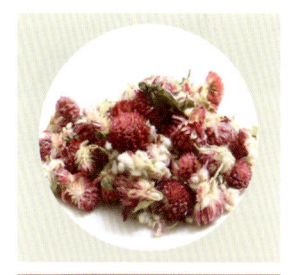

千日紅
功效：清肝明目、消腫散結、祛痰止咳、利尿降壓，有助於減肥瘦身、美白肌膚。
適宜人群：慢性或喘息性支氣管炎患者。

傳統茶類

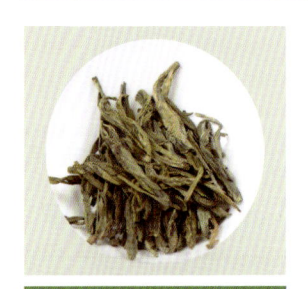

綠茶

功效：提神醒腦、消除疲勞、利尿，具有抗菌、抑菌作用，有助於降血脂、防輻射、保護眼睛。

適宜人群：腹瀉者、工作疲勞者以及長期使用電腦者。

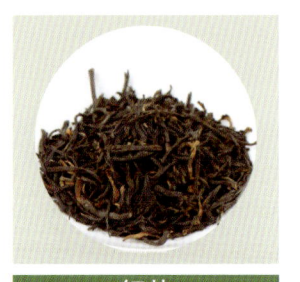

紅茶

功效：暖胃養胃、調理腸道、提神解乏，對調節血糖、血壓、血脂有一定作用。

適宜人群：消化不良者、胃寒者、糖尿病患者、高血壓患者以及血脂高者。

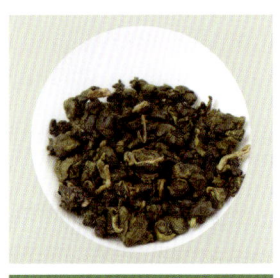

鐵觀音（烏龍茶）

功效：具有較好的解膩降脂作用，有助於減肥、抗氧化、防衰老。

適宜人群：血脂高者、肥胖者。

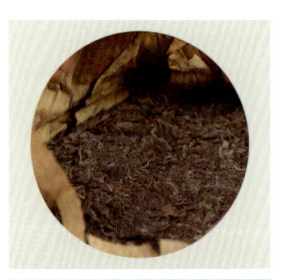

黑茶

功效：降血脂，有助於抑制動脈硬化、降血壓。此外，還能調理糖代謝和脂代謝。

適宜人群：高血壓患者、血脂高者、肥胖者及糖尿病患者。

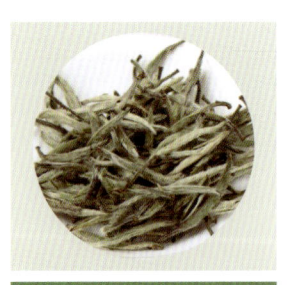

白毫銀針（白茶）

功效：抗輻射、抗氧化；有助於降血壓、降血脂、控血糖，還可養心、養肝、明目、養顏。

適宜人群：高血壓患者、血脂異常者、糖尿病患者。

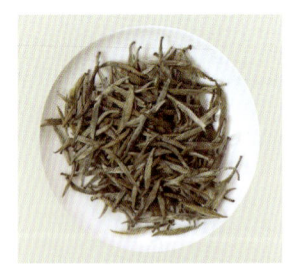

君山銀針（黃茶）

功效：消除疲勞、提神醒腦、健胃消食、利尿明目，同時有助於減肥瘦身，還有一定的殺菌消炎、抗氧化功效。

適宜人群：消化不良者、肥胖者及工作壓力大者。

五穀蔬果茶

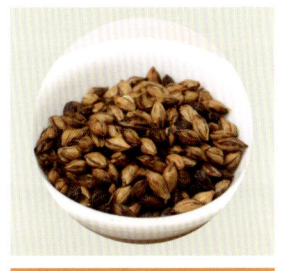

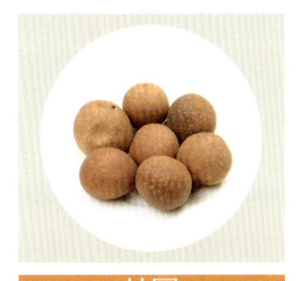

大麥茶
功效：消積化食、疏肝理氣、暖腸胃、清熱止渴。
適宜人群：消化不良者及舌燥口乾者。

桂圓
功效：補益安神、健脾養心，有助於養血養顏、潤膚美容。
適宜人群：失眠多夢者、貧血者、大便稀溏者及皮膚乾燥無光澤者。

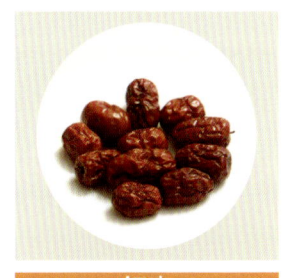

紅棗
功效：補脾益氣、養血安神。
適宜人群：氣血虛型高血壓患者、貧血者、病後恢復者。

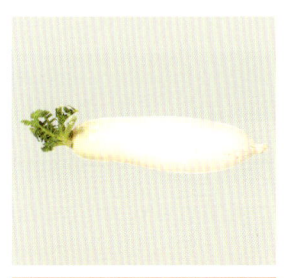

白蘿蔔
功效：消積化食、疏肝理氣、清熱止渴、祛痰止咳。
適宜人群：消化不良者、肺熱咳嗽者、積食腹脹者。

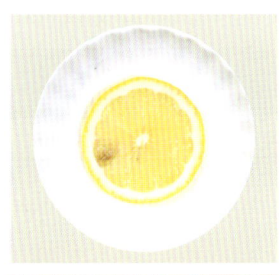

檸檬
功效：生津止渴、祛暑、和胃安胎、消食化痰。
適宜人群：胃熱傷津者、肺燥咳嗽者、中暑者、食慾不振者。

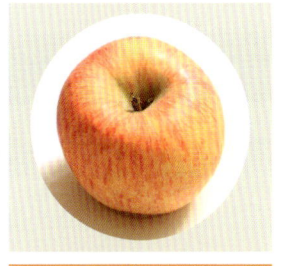

蘋果
功效：潤腸通便、收斂止瀉，有助於降脂降壓。
適宜人群：大便乾硬者、輕度腹瀉者、高血壓患者及血脂高者。

MEMO

國家圖書館出版品預行編目資料

超健康 茶飲,對症喝:喝出健康好氣色 張 曄 編著. -- 初版. -- 臺中市
: 晨星出版有限公司, 2025.04
　　面； 公分. -- (健康與飲食 ; 163)

ISBN 978-626-420-094-3 (平裝)

1.CST: 茶食譜 2.CST: 養生 3.CST: 食療

413.98　　　　　　　　　　　　　　　　　　　　1114003048

健康與飲食 163	**超健康** **茶飲,對症喝** 喝出健康好氣色	可至線上填回函！

作者	張　　曄 編著
主編	莊 雅 琦
校對	林 宛 靜、莊 雅 琦
網路編輯	林 宛 靜
封面設計	王 大 可
美術編排	王 大 可
創辦人	陳 銘 民
發行所	晨星出版有限公司 407台中市西屯區工業30路1號1樓 TEL：04-23595820　FAX：04-23550581 E-mail：service@morningstar.com.tw http://star.morningstar.com.tw 行政院新聞局版台業字第2500號
法律顧問	陳思成律師
初版	西元2025年04月15日
讀者服務專線	TEL：02-23672044 / 04-23595819 # 212
讀者傳真專線	FAX：02-23635741 / 04-23595493
讀者專用信箱	service@morningstar.com.tw
網路書店	http://www.morningstar.com.tw
郵政劃撥	15060393（知己圖書股份有限公司）
印刷	上好印刷股份有限公司

定價 450 元
ISBN 978-626-420-094-3

本書通過四川文智立心傳媒有限公司代理，經中國輕工業出
版社有限公司授權，同意由晨星出版有限公司在港澳臺地區
發行繁體中文紙版書及電子書。非經書面同意，不得以任何
形式任意重製、轉載。

版權所有 翻印必究
（缺頁或破損的書，請寄回更換）